改善例　55 歳女性

8ページ〜参照

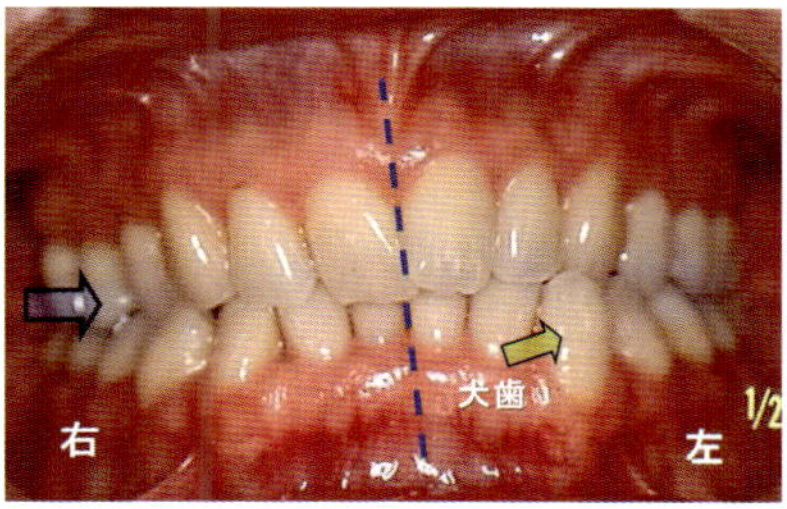

写真②：右の歯列が内側に押しつぶされ、歯列全体が左に傾いて、左下の犬歯が外側に追いやられている

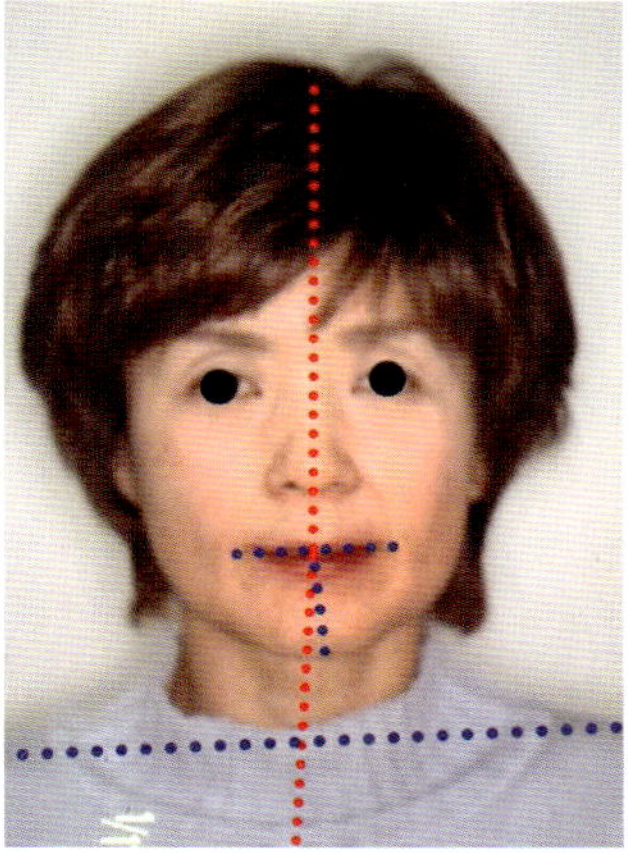

写真①：咬み合わせ不良で肩コリ、首コリの症状がある例。下顎が左に歪んでいるのがわかる

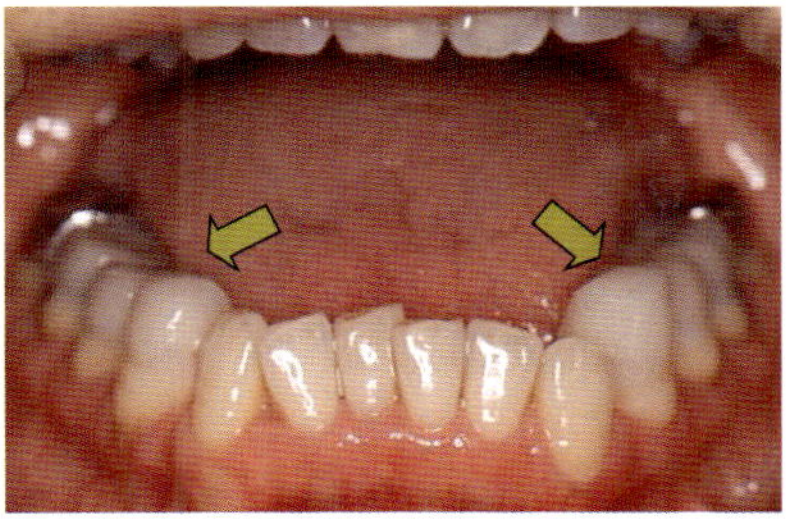

写真④：スプリントにより顎の位置が適正になり、その位置を再現して歯の上に仮の補綴物を接着する

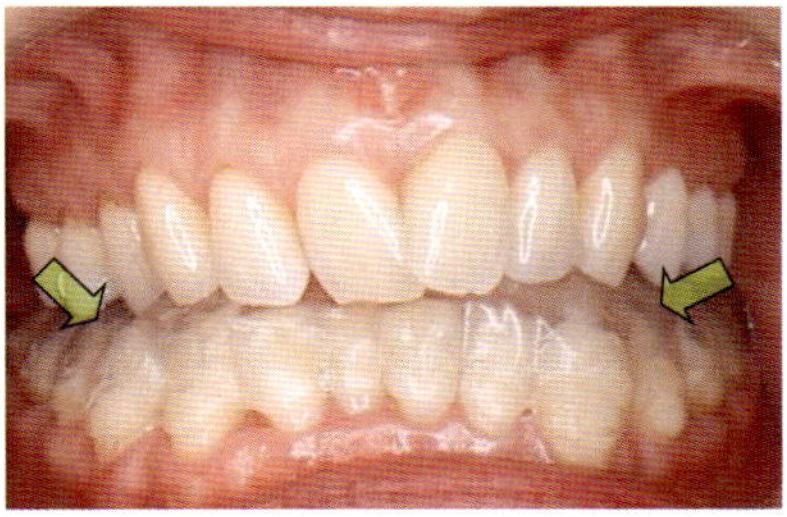

写真③：顎の位置を正しく誘導するスプリントを下顎に装着。これにより、肩コリや首コリが軽減した

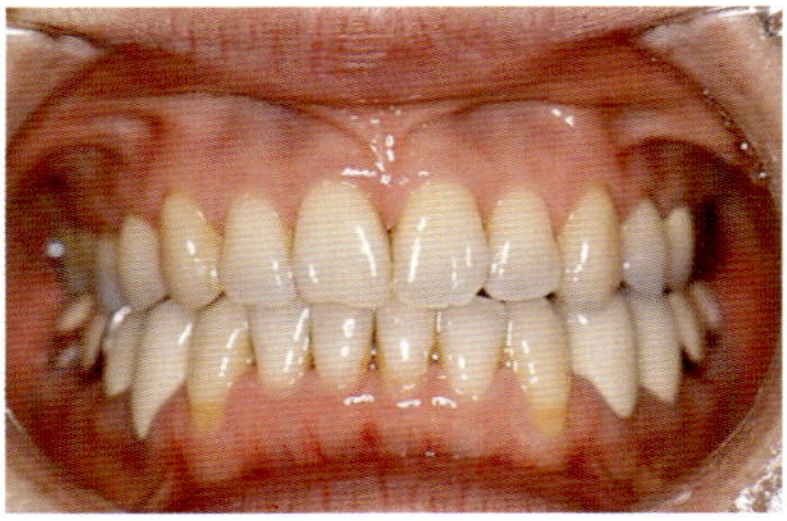

写真⑥：スプリントと歯列矯正で、全身と調和した咬み合わせを獲得し補綴物で安定させる。肩コリをはじめ、多くの長年の症状が改善した

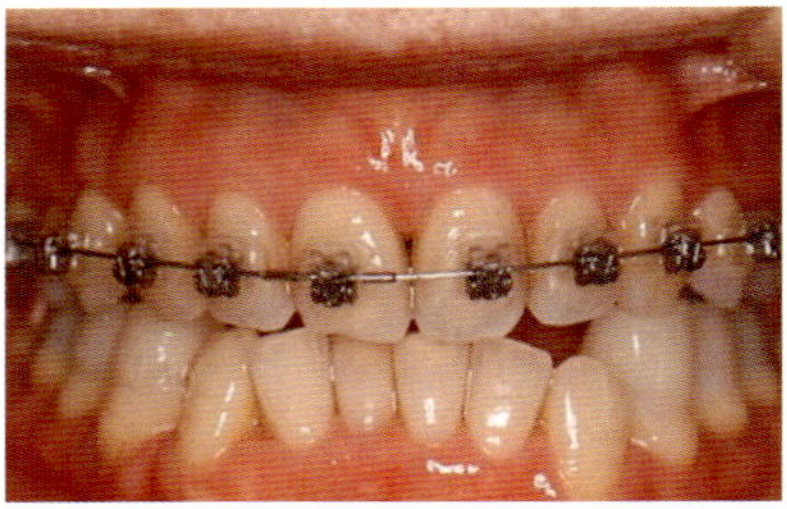

写真⑤：仮補綴を装着した状態で歯を動かす歯列矯正を行い、正しい咬み合わせへ並べ直す

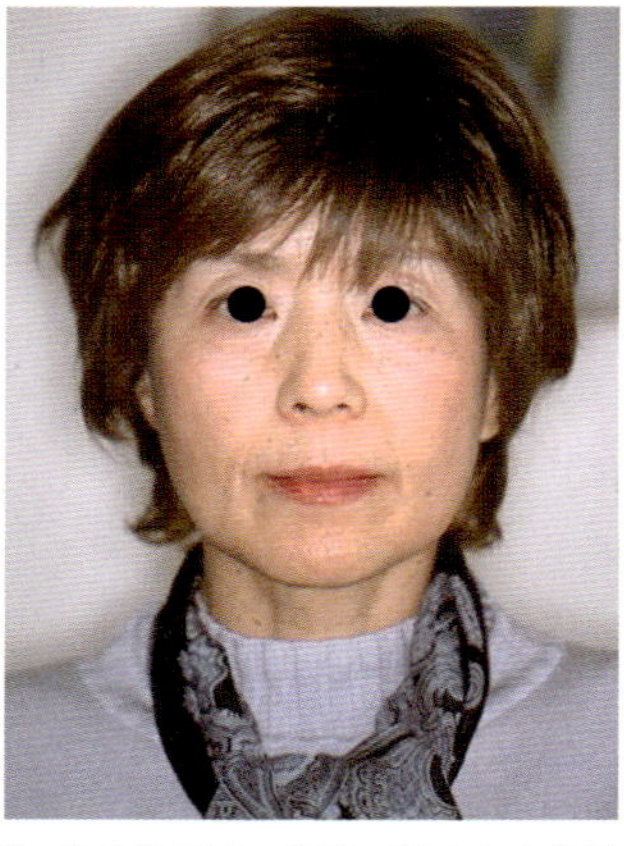

写真⑦：治療終了時の顔貌。顎は左右対称なのがわかる。治療により、多くの愁訴が改善したばかりか、新たなことにチャレンジする気持ちが湧いたと話す

審美歯科による体調不良　55歳女性

22ページ～参照

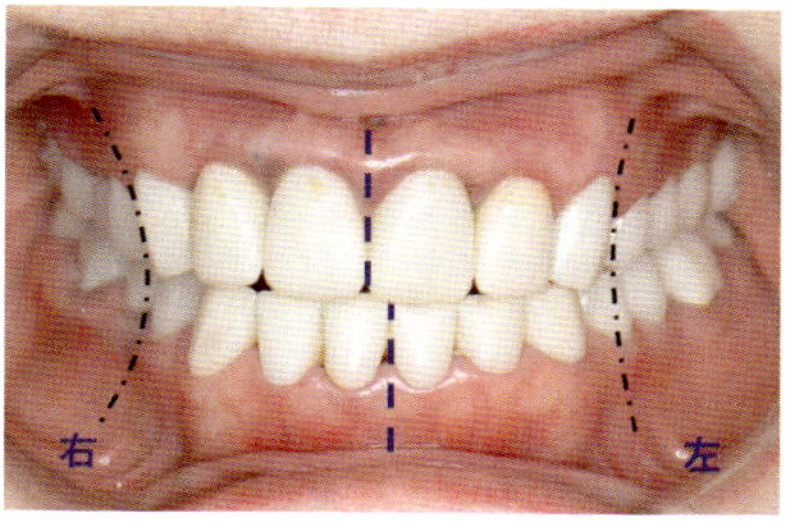

写真⑧：審美歯科治療後に多くの不定愁訴が生じた例。右側の歯列がつぶれ、下顎が左に偏っている

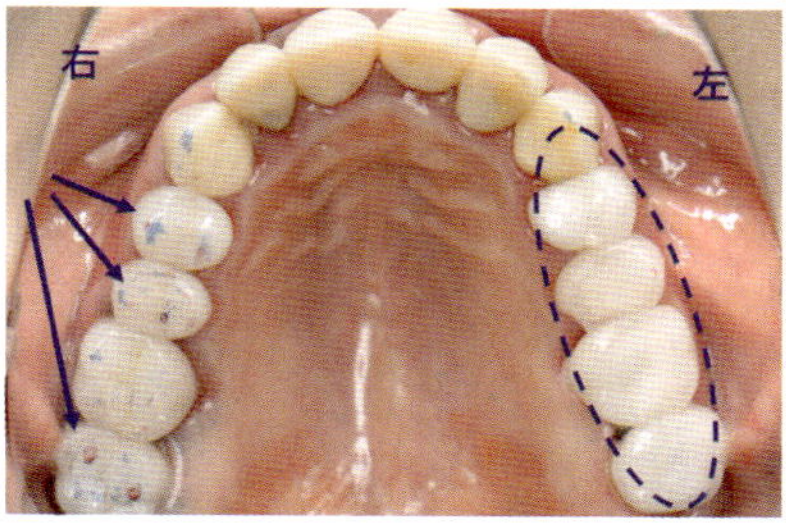

写真⑨：右は噛んでいるが左は噛んでいないため、咬み合わせの接触部分を印記すると左には印が付かない

効果の高いスプリント設計

34 ページ～参照

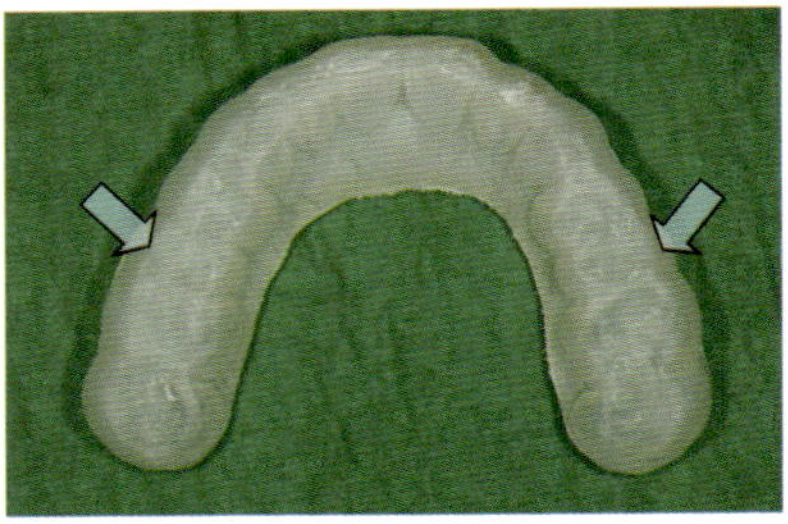

写真⑩：よく見られる柔らかい素材のスプリント。咬み合わせの部分に起伏がないため、どこでも噛めてしまう

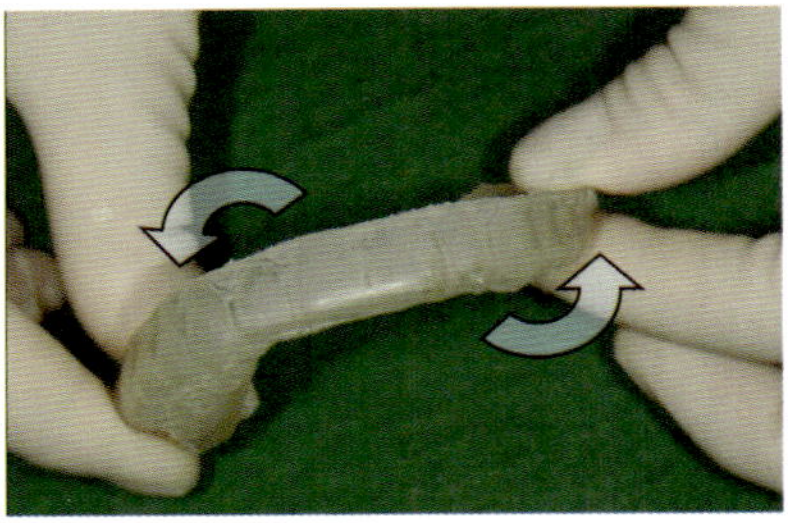

写真⑪：柔らかい素材のため顎を適切な位置に誘導する効果は少ない

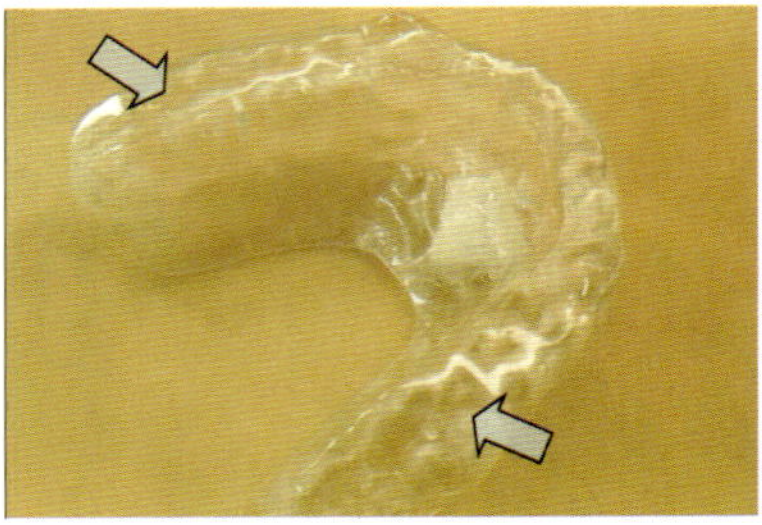

写真⑫：硬い素材のスプリント。咬み合わせの部分がツルツルしているため、これも顎を的確な位置に誘導できない

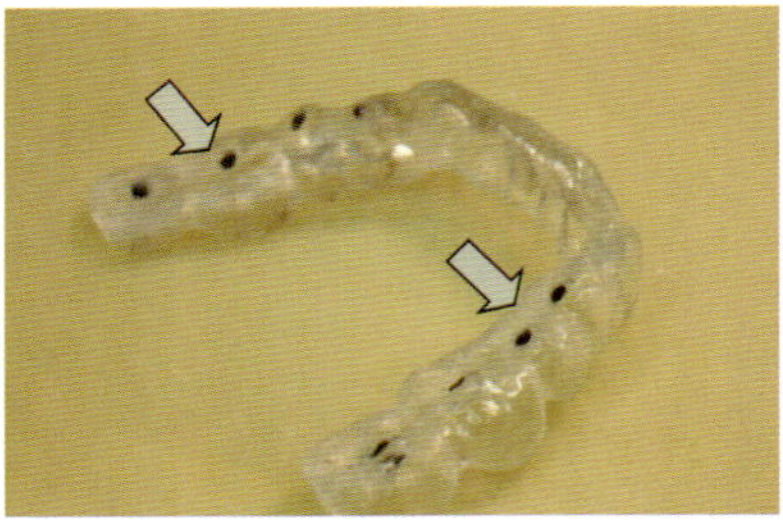

写真⑬：丸橋式スプリント。顎を適切な位置に誘導できるように、硬い素材を用い的確な咬合接触点を与えている

全人歯科医学からの伝言

歪んだ車体で、車が快調に走らないことは誰でも知っています。しかし人間は自身のことには気付きにくいようです。体や精神の具合がいつも悪いのに、その原因を知らない人が多いのです。原因が不明だから不定愁訴などと呼び、原因を考えようともしません。しかし原因のない結果はありません。病気や不調にも必ず因果があるのです。

私の観察によれば、人間の不調には主に三つの大きな原因があります。第一の、最大の原因は体の歪みです。運動や生命活動を保護する屋台骨、体軀の構造的歪みです。機械でも生物でも構造が歪めば順調に動きません。ところが人間は、身体機能だけではなく、神経系の機能障害も生じるところが大きな問題なのです。自律神経を失調させ、その支配下にある内臓、ホルモン、免疫等を攪乱させてしまうことを、私たちは突き止めました。歪みに起因するストレスが脳の一部に欠損を起こし、鬱や統合失調症様の状態になることが多いこともわかりました。

内臓の不具合は心臓、胃腸に多く、ホルモンの失調は生理痛、生理不順、不妊、不眠などを多出させ、糖尿病になる例もあります。頭痛、肩コリ、腰痛、手脚しびれ等はもちろん、生きるのも苦痛になる体と心の症状をひき起こす原因の第一が体軀の歪みなのです。ところが、二足直立する人間の姿勢を支える主柱、軸こそ歯であったという事実に、最近まで誰も気付かなかったのです。人間は歯の微妙な食いしばり方を調節しながら、複雑に動く姿勢をコントロールしています。自身を注意深く観察するとわかるはずです。

歯の咬み合わせ関係が狂うと、建物の柱が狂いを生じた時と同様、歪み、傾きます。体の動きも不自然になります。咬み合わせを正すとすぐに、姿勢の歪みがとれ、苦痛も解消し、体の動きも自然に戻るので、この因果は確認できます。

不調の第二の原因は食の歪みです。私に全人医学の視点を開眼させたきっかけは食です。私自身、腎炎、膵炎他多くの病気に苦しみ続けたこと、また歯周病を従来法で治療しても治らない例があまりに多かったこと、この疑問から食の歪みがもたらす影響に関心が向きました。そして食の改善が私の体と、患者さんの歯周病を治す力の大きさに目を開かされました。

第三の原因は心の歪みです。三点に歪みがあると人間の身心はあっけなく機能不全に陥ります。

これらの歪みを捉え、正すことを基本におき、技術的治療を駆使するのが、私たちの全人歯科医学、Whole Person Dentistry です。

原因不明の三百もの難病や、それより多い不調にも、三大原因が関与している可能性大です。因果の解明には身心を生活環境をも含め、統合的で深く観察する医学観が必要ですが、ここで光を放つのが、紀元前四六〇年頃活躍し、医学の父と称されるヒポクラテスです。ヒポクラテスは全人医学という言葉こそ使いませんが、病気を生活ごとそっくり観察し、細部と全体を統合的に見る診断の大切さを説いています。ヒポクラテスを源流とし、Ｖ・Ｅ・フランクル等を経て、現代のアンドルー・ワイル等に、全人医学は継承されてきました。全人歯科医学は、全人医学に加え、驚きに値する歯の役割を重ね、私たちが体系化したものです。当研究所の空にヒポクラテスの旗を掲げ、大きな成果を重ねています。その研究の宝のように大切な要点を、本シリーズでお伝えしたいと、熱望しています。

全人歯科医学研究所
丸橋全人歯科　理事長　丸橋　賢

まえがき

頭痛、肩コリ、腰痛は立派な国民病です。多くの人が悩んでいる体の症状の代表のようなものです。いろいろな医科の診療科目に行っても原因不明と言われ、鎮痛薬や湿布薬などを渡され、根本的に解決しないで、自宅に帰ったことが多々あるのではないでしょうか。もちろん、頭痛も肩コリも腰痛も原因がはっきりすることもあり、治ることもあります。しかし、頭痛なら頭痛外来や神経内科などを受診しても治らない、肩コリや腰痛も通院しても変わらないなんてことがあると思います。

いろいろドクターショッピングをして、時間とお金、労力をかけてみたけれど、一つだけその中に入っていない分野があると思います。それは歯科、それも咬み合わせです。いま、患者さんの中には体験的に理解され、咬み合わせの治療で歯科に来院される方が増えています。また、整形やカイロプラクティックなど、他の分野からの紹介で来院される方も増えてきています。

咬み合わせは、体の中で全ては解明されていない分野の一つです。しかし、誰もが当たり前の様に食事をして、会話をし、顎を使い、咬み合わせというシステムを利用しています。ところが、この咬み合わせというシステムがうまく機能しないと、思わぬところに弊害がでます。咬み合わせが原因による症状は様々で、肩コリから精神症状まで様々です。その中で今回は代表的な症状の頭痛、肩コリ、腰痛を中心としたテーマに絞り解説します。原因不明の頭痛、肩コリ、腰痛に悩まされているあなたの本当の原因は咬み合わせにあるかもしれません。

目次——

3 咬み合わせを無視する怖さ

4 従来法と違う全人的咬合治療

6　咬み合わせで悩まない、後悔しないために

1 原因不明の肩コリ、首コリ、腰痛は咬み合わせが原因だった

咬み合わせ不良を訴える患者さんのほぼ全ての方は、口や顎とは離れた部位にも痛みや違和感などの症状を持っています。近い部位では、首コリ、肩コリ、頭痛ですが、手足のしびれや、腰痛、ひざの痛みなど訴える部位は全身に広がっています。それは、全身が咬み合わせと深い関連があるからです。そして、患者さんは、身をもって咬み合わせの異常が全身と関連していると、疑いなく体感しているのです。咬み合わせ不良のある方が持つ全身症状が、咬み合わせを治すことですべて解決するとは言えませんが、現実には咬み合わせを治すことで、咬み合わせが原因と思われる症状が、改善したり軽減することはよくあることです。

なぜ、そのように、咬み合わせ不良が全身に様々な症状を引き起こしてしまうのかは、後の章でわかりやすく解説するとします。まずは、具体的に、咬み合わせ不良を改善して首コリ、肩コリ、腰痛まで改善した患者さんを例にとって、経過を追っていきます。

肩コリ、首コリ、腰痛を持つ咬み合わせ不良

（Aさん　55歳女性　神奈川県）

長年、Aさんは咬み合わせに違和感があり、いくつかの歯科医院を訪れましたが、納得する解決方法が

見つからないままでした。東京である講演会に参加され、当院を知り、そこで咬み合わせの相談したのをきっかけに当院へ受診されました。

Aさんは、顔色もよく元気そうに見えましたが、咬み合わせの不良といくつかの全身症状がありました。日常はパートで働いているのですが、いつも疲れが取れずに悩んでおられるようでした。我々は、患者さんの訴える口の中の不具合を診る前に、患者さんの言葉で表現される症状を聴きながら口の中を想像して、そのあと口の中を診ていきます。

でも実は、その前にも診療室へ入ってこられる様子、姿勢、顔色、歩き方等々も診察する上での貴重な情報として見ているのです。

最初にAさんが、咬み合わせ不良以外で治療前に訴えていた全身の症状は次の通りでした。

・肩コリ、首コリ、腰痛、目の疲れ、手足の冷えなど

治療に先立ち、これまで咬み合わせ治療により変化が見られた事がある症状を中心に問診し、咬み合わせの改善とともにどのように変化していくかを追っていきます。

では、実際の状態はどうだったでしょう。治療開始前のAさんの顔(口絵写真①)を見ると、下顎が左につぶれ、肩に対して首が左に歪んでいるのがわかります。また、プライバシーの関係上写真ではわかりませんが、左目が右目に比べ開き具合が小さくなっています。つまり顎が左にずれているため頭の重心も偏っていることで、このような状態になっていることがわかります。

次に口腔内を診ると想像した通りの状態でした(口絵写真②)。まず、右の歯が上下とも内側に向いています。それにより下顎が左に押し込まれるような位置で噛んでいます。そして、左の下の犬歯は外に追いやら

れてしまっています。さらに、上の歯並び全体も歯が内向きで、下の歯が収まるところが狭く窮屈です。顎が余計に押し込まれるようにして噛まなければならない状態です。これはくり返しになりますが大変窮屈な咬み合わせです。この状態では、いつも顎の周りの筋肉に緊張を強いてしまうため、肩や首もコリがあって当然です。

実際のAさんの首から肩にかけての張りは相当なもので、文字どおりガチガチに凝っていました。

スプリント治療を開始

Aさんの様に歯並び（歯列）の不正が強く、顎の位置もずれてしまっている場合はスプリントと呼ばれるマウスピースの形をした装置と歯列矯正の両方の治療法を用いて行います。

我々が行う咬み合わせの治療には様々な方法があります。患者さんの状態や症状、治療期間や治療に対する要求度などに応じて、最適な方法を提案していきます。細かな治療法の違いについては4章で解説しますので、ここでは、顎のずれと歯列不正のある典型的な例で治療を追っていきたいと思います。

まず、なるべく早く顎のずれからくると思われる症状を改善することです。それにより患者さんの長年の苦しみから解放してあげることが先決です。そのためには、顎を適切な位置に誘導するスプリントを用います（口絵写真③）。このスプリントは自分で取り外しのできる装置で、顎だけでなく全身にとっても無理のない均整の取れた位置へと誘導するリハビリ装置のようなものです。この装置は食事の時も就寝時も装着します。治療開始の1週間ぐらいは慣れが必要なことがありますが、その後は馴染んで自分の歯の様に食べることができ、日常生活を過ごせます。

Aさんの場合は最初の見立ての様に下の顎が左の奥に押し込まれたような位置で噛んでいたため、スプリントはそれを正しい位置へと誘導するような設計にしています。写真でも特に左側のスプリントの厚みが大きく、ずれていた顎を誘導するようになっているのがわかると思います。

Aさんは治療開始から2週間ほどで肩コリ、首コリ、腰痛が治療開始前の半分程度になり、本当に体が軽く楽になったと喜んでおられました。ここから徐々に顎のこわばりをほぐすようにスプリントを調整し、それに伴ってさらに症状は軽減していきました。スプリントを付けていたほうが、体が軽く感じるので気持ちが楽になり、前向きになったとおっしゃっていました。また前よりよく噛めるので、便通がよくなり、逆にスプリントを外すと目がしょぼしょぼした感じになり、顔や顎の筋肉が痛くなると、違いを実感されていました。実際に治療経過途中の写真を見ても左右の目の開き具合に差があったのが少しずつ改善されているのが確認できます。

スプリントでの治療開始から3か月経過したところで、症状が次の様に落ち着きました。

・肩コリ　10→2～3（自覚症状はないが触るとコリがある）
・首コリ　10→なし
・腰痛　10→1～2
・手足の冷え　10→5
・目の疲れ　しょぼしょぼするのが無くなった

これは、初めの症状と顎のずれを考えると、早いペースでの改善と言えます。年齢やずれの程度にもよりますが、ここまで改善するのには5～6か月必要とすることが多いのが現状です。ここで、一定の改善が確認出来たので次のステップに行くことにしました。

顎の位置を決めて歯を並べる

スプリントで目標となる顎の位置の目安ができたなら、歯列矯正の技術を用いて歯を正しい位置に並べていきます。

咬合治療の目的は、咬み合わせを正していくことで、咬み合わせが及ぼす様々な症状を軽減させ、自分の歯で永く安定して噛めるようにすることです。この時点でスプリントを外して、何もせずそのままの歯で咀嚼すると、少しずつ元のずれた顎の位置に戻ってしまいます。

そこで、スプリントで誘導した顎の位置へスプリントなしでも噛めるようにするために、歯の頭（歯冠部）の高さの足りないところに下駄を履かせるように仮の補綴物を接着します（口絵写真④）。そして、同時に歯を動かすための矯正装置を装着します（口絵写真⑤）。歯を移動させる矯正（歯列矯正）は、特殊なワイヤーの曲がる力を利用して、徐々に歯を目的の位置に移動させる治療法です。Aさんの場合は、上の歯列が狭く内向きに生えているので、それぞれの歯を本来の歯の方向（やや外向き）と位置に移動させ、下の歯列と調和のとれる形に上の歯列を整えました。

補綴物で精密に仕上げる咬み合わせ

歯列矯正による歯の移動と同時に、個々の歯に接着した仮の補綴物を少しずつ削り、小さくしていく咬合調整も同時に行い目的の咬み合わせに近づけていきます。理想的には、治療終了時に仮の補綴物を外し、純粋に自分の歯同士だけで噛んで安定していることが最良です。しかしケースによって元々の歯の位置が理想の位置とのギャップが大きい場合、別の方法を組み入れなければなりません。上下歯列のギャップが大きいケースは、矯正だけでは歯の移動量が多くなり歯と歯槽骨（歯を支える骨）に大きな負担となります。そのため部分的には、補綴物で補うことが必要です。

Aさんの場合も、元々の歯列のギャップが大きいため奥歯（臼歯部）に補綴物を装着することにしました（口絵写真⑥）。一方、歯列矯正ではほんのわずかな咬み合いの違いをコントロールするのは難しいのも事実です。しかし、歯のどの部分をどのくらいの強さで接触させるのかを補綴物ではコントロールできるのです。

咬み合わせの当たる部分のわずかな接触の違いで、違和感などを引き起こすこともあるので、咬み合わせに非常に敏感な人は、仕上げは部分的に補綴物を用いることもよくあります。

治すことを諦めない気持ち

Aさんは長い間、咬み合わせに違和感を感じていましたが、納得する解決方法が見つからないままでした。この章の始めに書いたある講演会とは健康教室「良い歯の会」のことです。健康教室「良い歯の会」は我々が高崎で毎月行っている35年以上も続く健康教室です。「良い歯の会」の活動の中で特別に行われる東京での講演会を訪れたことが、当院で治療を受けるきっかけになったのです。それは、患者さんが自ら耳を澄まして自分の状態と症状を冷静に分析し、体を治すために日頃からアンテナを張って解決方法を探し求めた結果ではないでしょうか。

肩コリ、首コリは咬み合わせ不良の典型的な症状

Aさんは、咬み合わせ不良の改善により、気持ちが楽になり、日常生活が前向きになったとおっしゃっていました。咬み合わせ不良によるストレスは大変重いもので、慢性的な頭痛、肩コリ、首コリは、気持ちまで

蝕んでしまいます。咬み合わせ不良は、顎のずれを伴うため、それを支える筋肉に絶えず緊張を強いてしまいます。それにより、首や肩にひどいコリの症状が出ていたと考えられます。

目の状態にも変化が

治療終了時の顔（口絵写真⑦）を見ますと、左に歪んだ顔貌が改善され左右対称となり、首の傾きも改善されています。また、写真ではわかりづらいのですが、治療開始時は左の目が閉じ気味の左右非対称でしたが、目のしょぼしょぼ感が改善したとの訴えどおり、左右の目の開き具合までも対称になりました。これは、自律神経の乱れが改善したことによるものか、顔面の筋肉の緊張がほぐれたものによるものと考えられます。これまでにも咬み合わせの治療をする中で、患者さんが視界が明るく感じるようになったと訴えたり、治療前後の写真を比較すると左右非対称だった目の開き具合に改善が見られることがあります。このような目の症状の改善も咬み合わせ治療で、変化が見られる症状の一つです。

手足の冷えや腰痛の改善も

また、顎の位置が改善されれば頭の位置も改善されます。頭は体の一番上に重いボールを乗せているようなもので、これがずれると支えるために筋肉は大変な緊張を強いられます。

腰は体の要であるように、体の重心の変化により腰痛も改善すると考えられます。これも咬み合わせ治療の過程でよく見られる変化です。なぜそのように改善するのかは5章で詳しく述べます。また、手足の冷えも大きく改善した症状の一つです。治療開始の症状の程度を10だとすると、スプリント治療の途中経過では半分の5程度に改善し、その後、治療終了時には日常生活で気にならない程度の2まで改善していました。この手足の冷えの改善は、血流の改善が一番の理由と考えます。血管は筋肉や骨の隙間を縫うように走っています。骨格がゆがんだり、筋肉が緊張すると血管が圧迫され血流が低下します。それにより、体の末端で体温調節が上手くいかず冷えを感じるものと思います。また、咬み合わせ不良のストレスによる自律神経の乱れの影響も関係していると考えられます。

Aさんとは現在も定期健診でお付き合いをさせて頂いています。治療前に比べ前向きになり毎日が楽しく、新しいことを積極的に始める気持ちになったと喜んでいらっしゃいます。咬み合わせ不良と顎のずれがあるために、大変なストレスを抱えていましたが、それから解放されたことで日常の視界が大きく変わったそうです。人生の中で、長い時間ストレスを背負っていくのとそうでないのとでは、これからの生活の質に大きな違いがあります。咬み合わせ不良のストレスは大変強いもので、Aさんの変化を見ても咬み合わせの大切さを知ることができます。

2 歯と顎は全身につながっている

顎の運動だけではない咀嚼

私たちは、食べ物を食べるときに無意識に顎を動かして食べています。しかし、実は頭も一緒に動かして食べているのです。試しに、自分の頭を手で固定して食べてみて下さい。食べる（咀嚼）はできますが、大変食べづらくて、だんだんと顎の筋肉が疲れたり、首が疲れてくるでしょう。これは、咀嚼するときに下顎だけを上下左右に動かすと運動量が多くなるため、同時に少しだけ頭も動かしながら食べているからなのです。顎には上顎と下顎があります。食べるときには頭蓋骨に上顎がついているので、頭部も動かしながら上下の顎を動かして食べているのです。

では、頭も動かしているとはどういうことかと考えると、更に広い範囲を考える必要があります。頭を支える筋肉は首から肩、肩甲骨まで及びます。つまり咀嚼するということは、大きく見れば、顔、頭の筋肉だけでなく上半身も使っているということなのです。

咬み合わせにつながる首、肩、肩甲骨

咬み合わせと肩コリの関連は最近かなり市民権を得て一般的に知られるようになりました。しかし、なぜ

そうなのかはあまり知られていないような気がします。咬み合わせは頭も連動して動かすので、頭を支える首や肩なども使っていることになるのです。もし、咬み合わせが悪ければ、それを補うように、咬み合わせに直接関係ある筋肉だけでなく、その周りの筋肉つまり、首や肩の周辺の筋肉にも異常をきたします。例えば、咬み合わせ不良が原因で、背中の上部にある肩甲骨が痛いと訴える人もいます。首の後ろにある、僧帽筋や肩甲挙筋は肩甲骨につながっているため、咬み合わせ不良で、首の緊張が肩甲骨の周辺まで及ぶためです。その場合、患者さんはよく「肩甲骨の裏が痛い」と訴えます。

ここまでで、咬み合わせ不良が原因で筋肉に異常緊張が起こり、肩や首、肩甲骨の周りまでが凝る理由が理解いただけたと思います。

顎のずれをセルフチェック

咬み合わせ不良により顎のずれ（顎偏位）が起こっているのか、自分でも気になると思います。そこで、咬み合わせが原因で首が凝っていると思われる方にセルフチェックとして、顎の動きと症状に関係する筋肉（胸鎖乳突筋）を触れてみる方法を紹介します。

（1）下顎の動きを観察

1．口を大きく開け、ゆっくり閉じる運動を4～5回続けます。

この時に口は閉じても歯は噛まないで浮かせてください。顎の動きをリラックスさせるように動かすのがコツです。

2．顎の動く道筋を観察

この運動をした後に、ゆっくり噛み込むまで顎を動かします。この時、顎が真っ直ぐと左右にぶれずに閉じるか、閉じていく道筋が歪んだり曲がったりしないか観察します。顎を閉じるときに、唇は閉じずに下の前歯に注目すると動きがわかりやすくなります。顎を閉じていく道筋が真っ直ぐ垂直的に動くようなら問題ありません。斜めに動いたり曲がりながら動くようでは顎の位置に問題があります。

(2) 胸鎖乳突筋を触れてみます

胸鎖乳突筋とは、大きく顔を横に向けたときに、向いた反対側の耳の後ろから首元へ前に向かって走る親指ぐらいの太さの棒状の筋肉です。ここが緊張していると患者さんは〝首筋が痛い〟、〝耳の後ろが痛い〟と訴えます。この胸鎖乳突筋を押すと強く痛みを感じるようであれば、咬み合わせによる筋肉の緊張を疑ってよいでしょう。

咬み合わせ不良により肩や首の筋肉が緊張したり、頭の重心がずれたりすることで、更に体の広範囲に影響を及ぼしているのです。この影響は、一時的に素早く広がりますが、短い間の影響であれば比較的すぐに戻ります。しかし、長い間咬み合わせ不良が続くと、全身への影響が固定化され、咬み合わせを正してもなかなか元に戻りにくくなるので早めの治療が効果的と言えます。

下顎は体のバランサー

咬み合わせの影響を受ける下の顎は姿勢と密接に関係があります。姿勢を維持するのに、大きく影響するのが頭です。人間の頭は重く、成人男性で約5kgが目安になります。やや軽めの男性用ボーリングボールの重さ程度だと思えば良いでしょう。人は直立しているので、重いボーリングのボールが体の上に乗っているような状態なので、とても不安定な構造といえます。

体と頭はお互いに影響しあって位置を無意識のうち

に変えています。体が傾けば、バランスをとるように、頭は反対方向に傾きます。また頭を先に傾ければ、体もそれに合わせ姿勢を変えます。そこで、重要なのが下顎です。下顎は、頭蓋骨の下に、ぶら下がるようにあります。頭が傾くと、下顎は反対方向に動き全体としてバランスが取りやすくなります。したがって下顎⇕頭⇕体の関係でみると、頭と体はそれぞれ反対方向に傾く傾向があるので、体が傾いた方向と同じ方向に下顎がずれるのです。

スケート選手の顎のずれ

体の傾きが著しいと、顎のずれ方も変わります。例えば、スピードスケート選手の下顎のほとんどは右に偏っています。特にトップアスリートになると、年少の頃からスケートに時間を割いていると思われ、影響が強く出ています。スピードスケート競技は強力な筋力を必要とし、左回りの一定したコースで、コーナーでは体を内側に傾けて行うスポーツです。当然その時の頭は体に対して外側に地面に垂直に近くなるよう傾けます。そして体の傾きは、日常には無いほど大きくなっています。そのため通常とは異なり、頭の傾き以上に顎を体の外方向（右側）に偏らせてバランスを取っています。

実際に、スケート連盟のホームページには、選手の顔正面写真がありますが、顎に偏りが見られる選手が多く見られます。実際に選手の姿勢の保持には、それぞれの個性があるので、必ず下顎が右にずれているわけでもありませんが、全体の傾向としては右が多いのです。しかし、その中でも特にショートトラックスピードスケートの選手には明らかに顎の右偏位が顕著です。これは、おそらくスピードスケートよりもコースの回転半径が小さいために、競技中の体の傾きもより強いため、よりバランスを取るためだと考えられます。

自分でも顎の動きで重心の変化がわかる

もちろん自分でも顎のずれによる体の重心の変化を体感することができます。例えば、有名な実験の一つに、プールで脱力して浮いた状態のまま、顎の片方に力を入れることで確認できる方法があります。プールサイドに両手でつかまり、まず全身の力を抜いて蹴伸びの様に体を浮かせます。そして、顎を大きく左右どちらか一方にずらすと、体は、ゆっくりとねじれ始めます。そこで今度は顎を反対側にずらすと、首から下もゆっくり反対に動きます。これで、顎の位置と全身の筋肉が連動していることがわかり、バランスをとっていることが体で理解できます。

また、医療用に体の重心を測定する、重心動揺計というものがあり、これによって咬み合わせが変わると体の重心がどう変わるのか、という関連がわかります。しかし、一部の医療現場にあるのみで、かなり高価な機械です。実は同じように比較的簡単に確認できる方法があります。それは一般に手に入る、家庭用ゲーム機のバランスボードでも同じように見ることができます。手元にある方は一度試してみてください。

高齢になると増加するリスク

日本の高齢社会をどうやって健康で過ごせるか、これは様々な機関で研究されています。その中で高齢者を対象にした大規模な研究では、歯の残存歯数や入れ歯の状態によって、転倒の発生リスクに大きな違いが出ていることが明らかになっています。高齢者にとって転倒は、大きな問題へと発展することがあるのです。それは、ひとたび高齢者が転倒し万が一骨折を起こせば、それを機に筋力が低下して寝たきりになるリスクが急激に増加してしまうことです。

昔から歯は齢（よわい）と呼ばれ、寿命と大きく関係してきました。今の様に食物が豊かでなく、また、柔らかい加工食品がない時代は、歯は命を支える大事な物でした。今では歯を失うことで栄養不足のリスクは減りましたが、姿勢が不安定になり転倒→骨折→寝たきりのリスクは高まるのです。

咬み合わせが悪いと、歯を失う原因になり、姿勢への悪影響を及ぼします。特に、高齢者は筋力が低下しているため、歯の咬み合いが悪いとより影響を受けてしまうのです。そう意味においてもやはり、現代でも〝歯は生命を支える柱〟であるといえるのではないでしょうか。

3 咬み合わせを無視する怖さ

審美歯科で体調不良
（Tさん　55歳女性　群馬県）

歯科治療をしてから頭痛薬タイレノールを手放せずにいたTさんが来院したのは、まだ寒い2月の末でした。Tさんは歯をきれいに見せたいとの希望で、都内の審美歯科を受診し、治療を受けていました。しかし治療が進行するにつれ、ひどい肩コリ、首コリ、背中のコリ、頭痛、腰痛がひどくなったそうです。それに伴って不安感が強くなり、夜も眠れず不眠となり、鬱のような状態になってしまったとのことでした。

体形はしっかりした印象で、骨格的には問題はなさそうでしたが、上半身が左に傾いていました。半年前より審美歯科にかかりましたが、セラミックの歯を入れて2週間した頃から原因不明のひどい痛みが続いたそうです。そして、その頃より不眠になり薬が手放せなくなったという話でした。きちんとした身なりの方でしたが下顎は大きく左に傾き、多くの症状により不安と疲労が表れた表情が印象に残りました。

口腔内は審美歯科の目的どおり、誰もが白い整った歯と感じるようにセラミックの歯が装着されていましたが、治療の度に症状が悪化するので治療を中断して来院されました。治療は、一部は仮のプラスチックの歯でしたが、すべての歯に手が加えられていました（口絵写真⑧）。咬み合わせは不自然な状態でした。右の歯列はややつぶれて下顎は左にずれ、左の奥歯が低く噛んでいないため、左側の咬み合わせは宙に浮いていました（口絵写真⑨）。このような咬み合わせが顔貌にも現れて、顔下半分が左にずれた様に見えたのです。

咬み合わせ治療も早期が有利

早速、治療は咬み合わせバランスの回復を行いました。歯の当たりが強すぎるところは削って応急的に修正し、まったく咬み合っていない左のセラミックでできた補綴物は外して仮の歯を作り、ちゃんと咬み合わせることで顎の位置を整えました。歯の根の治療（根管治療）も問題があったので治療することにより、治療後早期に頭痛や不眠が改善し、全身の症状もなくなりました。また、手放せなかった薬も必要なくなりました。

Tさんの様に、機能を伴わない見た目だけの治療を行うことで、全身に症状を訴えるケースがあります。幸い、今回は早めに治療が行えたので、治療による反応も早かったのだと思います。すでに当院での治療開始前に、不安や鬱のような状態を訴えていましたが、自律神経を測定したところ大きな乱れには至っていなかったので、回復が早かったのだと思います。逆に、不具合を長期間放置してしまうと回復力は低下し、顎の位置も良い位置になかなか戻せず、全身的な不定愁訴の改善も時間がかかることが多いのです。

機能があって審美が成り立つ

審美歯科の治療は、口元のコンプレックスを解消し、本来は生活をより豊かにするものです。実際に歯科医療の中でも近年飛躍的に需要が伸び、その役割を果たしていると思います。しかし、口の中の構造は、本来、〝食べる、発声する、呼吸する〟などの大切な機能があり、本来の機能を伴わない形だけの治療では遅かれ早かれ破たんし、問題が出てしまいます。機能があって審美があります。人間の口の中の構造は大変よくできていて、機能と審美を同時に満たしていて、かつ、簡単には壊れない（問題の起きにくい）構造になっています。このような基本的な機能を無視した治療設計は、結局患者さんを苦しめてしまうのです。

設計不良のインプラントによる不定愁訴（Iさん　74歳女性　千葉県）

咬み合わせがいつも気になり、ノイローゼの様になってしまったIさんが来院したのは4月でした。インプラントが合計7本と下の前歯以外の歯すべてに補綴物を入れたが口の中が狭くなってしまい狂いそうだ、四六時中、口の中が気になりまるで猿ぐつわを嵌められているような違和感だ、とおっしゃっていました。その他にも、肩コリ、首コリ、背中のコリ、頭痛、目の疲れ、顎関節の痛み、雑音の症状がありました。

Iさんの口調はしっかりしていましたが、目はうつろで、不安を隠せない表情でした。口の中の状態は、咬み合わせ不良により、顎は大きく左にずれ、しかも全体的に咬み合わせが低い（上下の顎の位置が接近している）状態でした。また、装着されていた補綴物は、形が小さすぎたり、位置が内側に入りすぎた状態でした。実際に咬み合わせが低いため、顎の関節には負担がいきやすく、さらに装着された歯も内側にあるので、舌の収まるスペースが狭く、患者さんの訴え通り猿ぐつわを嵌められているような状態でした。

そこで治療開始前に、顎のずれによる体調の変化を確認するために咬み合わせの試験を行うことにしました。咬み合わせの試験とは、ずれた顎の位置を正しい方向に誘導して、顎をその位置で噛めるように仮に固定し体の変化を確認する方法です。我々は、この咬み合わせの試験をバイトトライと呼んでいます。

これは、安全ですぐに行うことができる大変良い方法です。仮の固定と言っても、すぐに外せ、元に戻せますので治療前の試験としてよく行う方法です。Ｉさんに、咬み合わせの試験で顎の位置を修正したところ、体のバランスがとれて、顎の違和感が軽減する変化を確認できました。

仮歯で調整し最終補綴へ

まずは、原因となる補綴物を外し、プラスチックの仲間でレジンという材質で仮の歯を作ります。それにより、正しい顎の位置へと誘導するように咬み合わせを作ります。この時点でＩさんの症状に変化が見られました。

・口の中が滑らかになった
・頭痛がなくなった
・肩、首がスッキリした
・精神的にも安定して落ち着く
・鳥の様に食べていたが奥歯で噛める様になった

など、咬み合わせを改善して良い変化が現れました。

しかし、補綴物のやり直しだけでは改善できない厄介な問題がありました。それはインプラントの位置です。インプラントとは、失った歯の代わりに骨の中に金属の柱を埋め込み、自分の歯の様に噛める治療法です。インプラントは骨の中に埋め込むため、天然の歯と同等の力を発揮できますが、一度埋め込むと、インプラント本体は簡単にはとることができません。

インプラントの構造は、骨に埋まっている本体部分と歯冠（歯の頭の部分）の二つに分けられます。歯の頭の部分は、取り換えることは可能ですが、インプラント本体が間違ったところに埋め込まれると大変な違和感を伴います。

Ｉさんの場合は、やせた顎の骨にそのままインプラントを埋め込んでいたため、本来歯列のなかで歯があるべき位置よりも、舌に近い内側になっていました。そのため、舌を動かすたびに邪魔になり、咀嚼や発音だけでなく、日常生活にも絶えず違和感を感じ、舌の脇がいつも擦れてヒリヒリとしていると訴えていました。そこで、インプラントの本体をいったん骨から除去し、埋め換える方法も検討しました。

しかし、Ｉさんの顎の骨がやせているため、インプラントを除去するときに、顎の骨の中の神経に問題を起こしてしまうリスクや、再度インプラントを埋め込む際に、造骨手術という顎の骨を処置する新たな治療が必要となります。それでは患者さんにとって相当の負担となるため、相談の結果、取りやめることにしました。そこで、なるべくインプラントの位置に影響を受けないように、インプラント部分の補綴の形を工夫することで、どうにか日常的に問題のない程度まで回復することができました。

やり替えの難しいインプラント

インプラントは、第３の歯と言われるほどで、正しく行えば大変治療効果の高いものです。歯が無いところの治療方法として従来からあるものに、入れ歯やブリッジという方法があります。入れ歯は食後に取り外して清掃が必要で違和感も強く、噛む力もあまり強くありません。

また、ブリッジは歯の無い部分の周りの歯を削り、そこを歯の無い部分の支えとします。ブリッジとは名前の通り橋渡しをする治療です。欠点として、問題のない歯を削らなくてはならず、補綴物の本数も多くなります。

一方、インプラント治療は、入れ歯より確実に噛めて、しかも歯のないところだけで治療が完結し自分の歯の様に噛めるため急速に普及しています。しかし、骨に強固につくインプラントは、誤った設計で行うと簡単には修正できないため、患者さんは大変苦しい思いをすることになります。

現在、インプラント治療は骨の中に埋め込むだけであれば、ほぼ確立された治療法となっています。しかし、どのような設計で咬ませるかは、まだまだ、歯科界全体には行き渡っていないのが現状です。特に、インプラントのような骨に埋め込む治療は、主に口腔外科を専門とする歯科医が行ってきました。しかし、インプラントの上に装着する補綴物がどうであれば満足に機能するかは、咬み合わせの技術が必要です。

歯科の中でも各分野に分かれた学会の中で、インプラントの学会では、咬み合わせの話題が参加者の関心を集めているのも事実です。口の機能を正しく回復するのが歯科の役目ですが、いろいろな技術が開発される中で、使い方を誤ると、患者さんを苦しめる残念な結果になってしまいます。

4 従来法と違う全人的咬合治療

全人的咬合治療とは

咬み合わせに悩む方は、咬合治療という言葉を聞いたことがあると思います。咬合治療とはおわかりのとおり咬み合わせの治療のことです。

〝噛む〟は現在の新聞などに準じた使い方で、咬合治療のときに使う〝咬む〟は歯科用語としてこの字を用います。

さて、咬み合わせを治す治療は、歯科での一般的な虫歯治療や歯周病の治療ほど、まだ体系化されていません。しかし、現実には咬み合わせの異常は存在するので、いろいろなアプローチがされています。かつては、咬み合わせの異常＝顎関節症とされてきましたが、現在ではお互いに関連はあるものの、過去の様に同義語としては用いられていません。なぜなら、咬み合わせの異常は、いろいろな症状を伴うことがありますが、根本の原因は咬み合わせである場合を指し、顎関節症は、顎の関節を中心とした違和感を指す疾患だからです。ですから、以前は顎関節症の治療は咬合治療とされていましたが、現在では、別のものとして扱います。

咬合治療の現状

現在、咬合治療と言われる治療は、考え方がいくつかに分かれているのが現状のようです。

その中で、咬み合わせによる症状を改善するために、重要視している要素がそれぞれあり、代表的なものが次の3つです。

1. 歯の咬み合わせ(歯同士の接触に重きを置く考え)
2. 顎の位置(顎そのものの位置を重視する考え)
3. 顎の使い方(生活の中で、顎に負担を軽減する方法を重要視する考え)

咬み合わせ治療を行っている歯科医はこれら3つのうちどれかを重要視している傾向にあります。でも、咬み合わせ不良は、いろいろなパターンによって不具合が生じているのが本当のところで、これらの要素が複雑に絡み合っています。しかし、残念ながらこれらの要素を的確に表現する、歯科界共通の用語がまだ整理されていません。つまり、用語が十分整理されていないということは、咬み合わせ不良による診断の分類もまだ発展途上ということです。つまり、現在、歯科界全体として共通した診断基準が確立されていない中では、咬合治療の実態は、玉石混交といった状態が本当のところではないでしょうか。

歯の咬み合いと顎のずれの違い

歯の咬み合わせと顎のずれは、互いに関係がありますが、同じではありません。咬み合わせは歯列の状態と歯同士の咬み合いのことを指すもので、顎のずれは顎の位置の状態を指します。しかし、咬み合わせ不良は、顎のずれをもたらすことが多いので、これら2つを完全に分けて考えず、単に咬み合わせの異常や、不良と呼ぶことが多いのです。少し複雑なので、次に詳しく述べます。

咬み合わせ不良とは

咬み合わせとは歯と歯同士のまさしく噛みあいの事です。噛むときには歯が互いに接触して噛みあうのですが、そのとき歯同士が歯のどの部分で、どの方向に、どの程度の力で噛み合い接するかということです。

噛むときに歯が当たり接する場所を咬合接触点といいます。例えば、奥歯でいえば、咬合接触点が歯の外側よりも歯の中心のほうが咬み合わせたときに安定します。咬合接触点が歯の端であれば、歯に揺するような力がかかり、咬み合わせが安定しないばかりか、噛むと痛みを感じることもあり、噛みにくい原因になります。歯はわずかに傾いて生えているものですが、強く傾いているときも異常を感じます。

他にも、咬み合わせ不良により違和感を訴える典型例として、歯が内側に傾いて生えているケースです。上顎に並ぶ歯は、わずかに外向きに生えているのが正常ですが、患者さんでは内向きに生えているケースがあります。これでは、歯の内側にある舌の運動する空間が狭くなり、しゃべりづらいばかりか、呼吸も苦しくなります。

顎のずれ・顎偏位症

顎の位置異常が顎のずれです。顎偏位ともいい、これによる異常を顎偏位症とも、咬合関連症候群とも言います。顎の位置は歯の咬み合わせで決まることがほとんどですが、稀に顎の形に問題があるため、ずれを生じているケースもあります。

上顎の骨は頭蓋骨に付着しますが、頭に対して上下の歯列全体の位置がずれているケースがあります。

これは、頭部に対して上顎の骨がゆがんでいるために起きてしまうことです。また、下の顎の骨の形に異常がある場合も、顎のずれを引き起こします。下顎骨の左右の形に違いがあると、左右にずれを生じ、また顎の成長が不十分だと、顎の位置が正常な位置よりも奥まった位置で安定してしまいます。しかし、実際の顎のずれは、複雑な要素が絡み合い、多種多様なのが現実です。

咬合治療を必要とする患者さんの多くは、咬み合わせを通して、顎を適正な位置に治していくのが目的となります。単なる、歯だけの問題であれば症状は広範囲に及びませんが、顎がずれると症状が広範囲に及ぶことが多いのです。そのため、咬合治療の患者さんは多くの症状を抱えているので、結果的に顎の位置を正していくことが必要になるのです。

すり減った靴底のような咬合不良と顎のずれ

咬み合わせは、毎日無意識に私たちの体の中で機能し、全身に影響を及ぼしています。良くない咬み合わせでも、体にはある程度の適応能力があるため受け入れてしまいます。しかし、それを放置すると、体は顎のずれに適応した形で安定してしまいます。

わかりやすく表現するなら、すり減った靴を履いているようなものです。靴底は、誰もが歩きやすいように設計されていますが、その人の歩き癖でだんだんと、その人の足の歩みに合わせた形へとすり減っていきます。まさに咬み合わせと大変似ています。そのすり減った靴を履き替えれば、足の関節や足の運びは修正されますが、形の悪い靴底の靴をそのまま履き続ければ、下半身どころか、上半身まで歪み、それが固定化され、なかなか元に戻せなくなるのと同じことです。歯は、靴のようにすぐにはすり減りませんが、すぐに替えることができません。また、歯も靴も極度にすり減ったものを、正しいものに変えても、体はすぐに順応できません。その様に見ると咬み合わせと大変似ていると思います。やはり、咬み合わせ不良は、ことが大きくならないうちに対処が必要なことがここからもわかると思います。

全人的咬合治療の診断と治療法

咬み合わせを治し、全身的な症状も改善するためには、細かい視点と大きな視点が欠かせません。〝木を見て森を見ず〟の言葉がありますが、これを応用して少しくどい表現ですが〝葉を見て、枝を見て、木を見て、森も見る〟といったところだと思います。この場合、葉に相当するのが歯です。そして枝に相当するのが顎、木に相当するのが全身、森に相当するのが生活環境、社会全体です。咬合治療には、その視点が欠かせません。

全人的歯科医療を掲げる我々の治療哲学はまさに、精密なスケールから大きなスケールを網羅して診断、治療にあたることです。つまり咬合治療も、歯というスケールから顎、全身、生活環境、習慣まで網羅した考えのもとに診断しています。これにより、非常に多くの原因（多因子）が潜む咬み合わせ不良を様々な側面からアプローチすることで効果を挙げることができるのだと思います。

歯の接触点にこだわる

歯の咬合接触点に関しても、こだわることで治療成績に差が出ます。歯のどの部分にどういう形で、咬み合わせるかということです。歯の接触点の強さ、面積、どの方向の力が適切かということです。ご存知のとおり歯には凹凸があります。その凹凸のどの部分に咬合接触点を与えるかで、それによる顎の安定する位置に影響します。これらの精密な設計のもとに顎を最適な位置へと誘導し安定させられるのです。

顎のずれは3次元

顎のずれは複雑です。歯列の形態が悪かったり、咬合接触が整っていない場合も顎のずれを起こしますが、噛み癖や筋肉の左右差でも起こります。特に下顎は、頭蓋骨にぶら下がっている状態で空間に存在しています。下顎の位置は、咬み合わせや筋肉によって位置が決まります。顎のずれた位置はただ単に左右にスライドしているだけではなく、高さ違いや回転など複雑な要素が加わります。その顎のずれとねじれを読み解きながら、全身と調和できる位置へと誘導するのです。

静的視点と動的視点

歯の接触点や、顎の位置の重要性はおわかりいただけたと思いますが、これは、顎が止まった状態と顎が動いた状態も考えなくてはなりません。止まった状態とは、歯が噛み込んだ状態や体を楽にさせたときの歯を接触させず、顎を楽にした状態のことです。また顎が動いた状態とは咀嚼や発語などをしている状態のことです。これらそれぞれの状態で歯や歯列顎の位置がどのようにずれていて、どのように安定させるべきなのかを考えなくてはなりません。

それには、いろいろな条件での歯の接触状態や筋肉の動きはもちろんのこと、顎の関節や舌の動きも考えます。また、見過ごされやすいのは、歯の接触していない部分の形です。上下の歯の直接接触していない部分も、理想的なお互いの距離や形態が、顎に無理な動きをさせないための重要な要素です。

例えば、咀嚼をするときに、歯が接触し過ぎては引っかかってうまく動かせませんが、歯の接触点以外の部分が上下互いに離れすぎてもうまく食物を咀嚼できません。顎の運動を妨げず、上下の歯の凹凸がつかず離れずの絶妙な形態が、顎の運動に負担をかけずに食べることができるのです。

これは、もちろん発音についても同じで、口を開けた時の上下の歯と歯の空間や、舌との位置関係で大きく差が出てくるのです。これらを考慮した形を補綴物などの治療に組み入れることで、より完成度の高い咬み合わせが達成できるのです。

咬合治療に威力を発揮するスプリント治療

咬み合わせ不良と顎のずれを早く、安全に修正することができるのがスプリントです。歯にはめるマウスピースのようなものですが、ただのマウスピースではありません。例えば歯並びが悪く顎がずれてしまっているケースでは、歯を並べなおす歯列矯正もありますが治るまでに時間がかかってしまいます。さらに矯正治療の最中は、歯が移動しつづけるので、咬み合わせが定まりません。咬合治療を必要としている方は、そうでなくても咬み合わせが安定しない上に、更に不安定になれば、症状は悪化してしまい、患者さんは耐えられません。そのため、事前にレントゲンや歯列模型を分析して、顎を最適な位置に誘導するように設計を組み込んだスプリントを装着することで、早期に症状が改善できるのです。

治療効果の高いスプリントの設計とは

咬み合わせ不良を訴える場合に、大学病院などでもスプリントを用いますが、一般的なスプリントは2種類あります。一つはゴムの様に柔らかい素材でできたもの（口絵写真⑩、⑪）、もう一つは比較的硬いプラスチックの仲間のレジンを用いたスプリント（口絵写真⑫）です。どちらのスプリントも咬み合わせの部分が平らで、咬み合わせを安定させたり、咀嚼しようとしてもできない設計です。さらに柔らかい素材のものでは、咬み合わせのクッションのようなもので、顎の位置を精密に誘導するのは困難です。もちろん硬い材料でも咬み合わせの部分が平らでは、顎を積極的には誘導できません。

これら2つの設計に共通するのは、顎の位置を、筋肉に任せて顎の行きたいようにすることです。この方法では、歯の異常な咬合接触などで邪魔されていた顎の位置を、顎の関節や筋肉が馴染みやすい顎の位置へと変えることはできますがそれ以上のことはできません。しかし、顎がずれている方は、顎の関節も筋肉も何らかの影響を受けているので、それだけに任せてしまっては、顎のあるべき本来の位置に誘導することは難しいのです。例えば、咬み合わせが悪くて、長期間左ばかりで噛んでいれば、筋肉も左ばかりが発達してしまうので、理想の位置へは誘導できません。

そこで、長年我々が用いているのは、しっかりした素材のレジンで咬み合わせの部分に必要な凹凸を作り、噛む位置を定めたスプリント（口絵写真⑬）です。これにより、顎の位置を目的の位置へと的確に誘導することができるのです。しかし、このスプリントは正しい設計を行わないと、患者さんは非常に違和感を感じてしまいます。顎と筋肉が調和できる程度に誘導して、目標の顎の位置に一歩一歩誘導するようにしなければなりません。これは、患者さんそれぞれの状態に応じたカスタムメイドの設計で、この誘導する加減が大変重要になります。

先に述べた、柔らかい素材や咬み合わせが平らの設計は、誰でも同じ設計のため簡単に作れます。しかも、噛む部分の形には特徴がないため、どの方向にずれてもとりあえず噛んでしまえます。咬み合わせの異常や症状の比較的軽度の例では簡便で有効ですが、症状の重いケースではやはり役不足で、この設計では治療効果は出にくいのが欠点と言えます。

咬合治療のバリエーション

咬み合わせ不良には、これまでいくつか解説したように、いろいろな程度があります。したがって、それによって治療方法もそれに合わせて行います。

比較的程度の軽いものであれば、咬み合わせの当たる部分を修正する咬合調整や、咀嚼指導を含む日常的な生活の中での改善指導が選択肢の一つとしてあります。しかし、中等度以上のものは、補綴物で行うものやスプリントや歯列矯正を用います。そして更に改善が必要なケースは、スプリントと歯列矯正を組み合わせて行います。それらの治療法の選択については、患者さんの状態や治療目標の提案と希望をすり合わせて決定します。

咬合の治療が必要な多くのケースは、物理的に咬み合わせに問題があるため、中途半端な治療の選択を行うと咬み合わせが不安定なまま終わるため、終了直後は問題なくても、長期的には再発するケースがあります。しかし、良い咬み合わせに改善しておくと、あとは、日常的なケアと定期健診で長い間安定して快適に過ごせます。あまり問題を先延ばしにしないで、治療を確実に行うほうが結局お得ということが言えます。

個人差のある咬み合わせ

一口に咬み合わせと言っても、人それぞれに個性があります。それは、我々の顔がそれぞれ異なるように違います。

歯の形をとってみても、曲面の美しい繊細な歯は女性に多く、大きな角ばったメリハリのある形は男性に多いと言えます。また、歯の形は遺伝にも左右されます。例えば少し前までは日本人のルーツを探る上で、歯の形をもとに分析が行われていました。日本人の歯の形は大きく分けて北方系と南方系に分類されます。北方系は歯が大きめで歯の凹凸にメリハリがあるタイプで、南方系は歯の大きさはやや小さく、北方系ほど歯の凹凸は強くありません。また、顎の形も、いわゆるえらの張った形から、先の細い顎、受け口など様々です。これらの要素が複雑に組み合わさって基本的な咬み合わせのベースとなる部分が構成されています。

生活で変わる咬み合わせ

現代の日本の食生活は加工食品の流通と欧米化により、日本人の体形に大きく変化をもたらしています。人間の骨格は、先天的な要素（遺伝）と後天的要素（生活習慣と環境）により決定されます。遺伝の方が支配的だと思うかもしれませんが、想像以上に後天的要素の影響が強いのです。古代の日本人から、現代人の骨格を調べても、年代や当時の生活環境によって違いがあるのが明確にわかっています。例えば、日本の第二次大戦後の生活習慣の変化は、大きく日本人の骨格を変化させ、咬み合わせも変化させています。具体的には、顎の横幅が狭くなり歯並びが悪化する傾向なのです。特に現在では、それぞれの年代での食生活の変化の過程が大きく違います。例えば、丸のみ早食い傾向の若い世代と戦後の食糧不足の時代に育った団塊の世代で咬み合わせの変化がたどるパターンが異なり、発生する問題点も違います。

丸飲み早食いタイプのリスク

現代人の歯並びが乱れ、咬み合わせ不良が増加している背景は、食生活の変化が大きな要因の一つと考えられています。特に、世代が若くなるほどその傾向は顕著です。原因の一つに、食事の軟食化と濃い味付けが考えられます。

歯は、成長とともに必ず生えてきますが、必ず正しい生え方をするものではありません。適度な刺激によって正しい歯並びが獲得できるのです。全身の骨格と同じです。上下の歯には山と谷の部分がありますがそれが互いによく噛み込むためには、歯が生え始めた時からよく使わないといけません。現代の食生活では、咀嚼している時間が短いことが影響した結果、咬み合わせが成熟し安定させる機会が減少しています。

咀嚼の目的は、食物を消化しやすく粉砕し、唾液と混ぜて飲み込みやすくすることと、味を楽しむことです。柔らかく味の濃い現代食は、短時間の咀嚼で目的が達成されるために、噛む刺激が不足してしまいます。これではいくら子供によく噛んで食べなさいと言っても、口の中の目的が達成されれば反射的に飲み込むので無理なことなのです。その結果、歯の上下が互いにそっぽを向いたままの乱杭歯で、歯同士がきちんと噛み込まなくなるのです。

また、顎の骨にも刺激が不足するので、顎の形も貧弱になります。そうなると悪循環に陥ります。顎は歯の並ぶ土台なので、顎の形が悪ければその上に並ぶ歯列も当然影響を受けます。遺伝的に歯の形や大きさはほぼ決まっているのに、顎の成長は未成熟だと歯の並ぶスペースが不足します。その結果、歯同士が〝おしくらまんじゅう〟をするように、ガタガタになっていくのです。

例えば、20代になっても全く歯が噛み込まずに、コツコツと歯の先の尖っている部分だけが当たっている患者さんを見かけます。「噛んでください」と患者さんに伝えて噛んでもらっても、歯の互いの凹凸の部分が噛み合っているとはとても言えず、ただ、それぞれの歯が勝手に当たっているだけの状態です。

この様な方の傾向としては、噛む力が弱く、顎の発達も不十分な状態が見られます。成長期から十分に噛むことを怠ったまま成長した後にそこから噛もうとしても噛めるものではありません。噛めないから飲み込む、だから歯列が揃わず、顎の筋肉も不足したままです。少しでも硬い物を噛むと顎が痛くなってやめてしまい悪循環となり、大変厄介な問題です。

これは、年代の若い人だけではありません。実は、寝たきりで胃瘻を長年している人にも同様な状態が見られます。噛むことをやめると歯の咬み合わせは、乱れていきます。歯は、長い進化の中で、絶えず噛めるように顎の中で位置を変える性質を獲得していきます。硬いものを食べていた時代の歯は、現代とは比べものにならないほど摩耗していました。そこで、歯が摩耗した分を補うように、絶えず更に生えるような力が発生しています。その証拠に歯は、噛み合う相手の歯を失うと、伸びるようにさらに出てきます。

さらに歯にはいつも、いくつかの力が加わっています。噛む力に加え、舌や唇、頬の筋肉が歯を横から押しています。歯並びがきれいな人は、適度な噛む力があるだけでなく、舌もきれいで、唇や頬にも張りがあります。歯は周りのいろいろな力を受けながら、ちょうどいい場所に収まっているのです。つまり、正しい歯列は、絶えず良い刺激を受けているから成立するのです。咬み合わせが乱れている人は、噛む力が弱く、また、舌や唇、頬の張りが極端に不足しています。ですから、胃痩の様に、咀嚼をせず、口の中に刺激を与えない状態が続くと、歯はどんどん勝手な方向に動いてしまい、ガタガタになってしまいます。

すりつぶすタイプのリスク

歯は使えば必ず摩耗します。モンゴルの草原に住む遊牧民は20代でも歯がかなりすり減っています。なぜなら、干し肉などの硬いものをよく食べているため、歯の摩耗が早いと思われます。また、オーストラリアの原住民アボリジニーも伝統的な生活をしていた頃には大変歯の摩耗が見られました。患者さんでも歯の摩耗が年齢に比べ進んでいる方に伺うと、やはり硬いものを好んで食べています。現在の団塊世代に当たる方々に多いタイプです。

歯はある程度摩耗が進むと、歯が薄くなり欠けたり割れるリスクが出て来ます。特に歯が若い頃から丈夫な人はそれを過信し、気付いたら歯が割れてしまったというケースも少なくありません。また、歯には本来それぞれの形に意味があります。年齢とともに歯もすり減るのは当然なので、摩耗に応じて気付かないうちに、顎の動かし方を変えています。しかし、過ぎたるは及ばざるがごとしで、あまりにも歯の摩耗が進行したまま放置すると、顎の動きに悪い癖がついてしまい、容易に咬み合わせを治せなくなってしまうこともあるのです。

特に高齢の場合、噛み癖により歯の摩耗が左右非対称になっていることもあります。そのため、顎の動きの癖が大変強くなってしまいます。しかも、体には自己調節機能（フィードバック）が備わっているのですが、やはり、年齢とともにその調節機能が低下するため、咬み合わせに関してみても影響が見られます。よくある例として、調節機能が働かず、絶えず必要以上に噛む力を発揮してしまい、自分の歯列をまるで自己破壊をするように噛む方も見られます。これは、特に長年硬いものに偏って噛んでいる方に傾向が強いように思います。

半世紀前に比べ、日本人の平均寿命は飛躍的に伸びました。江戸時代から昭和の初期までの日本人の平均寿命は45歳から50歳と言われています。そのくらいの寿命であれば、ある程度歯が摩耗しても、自分の歯で寿命を全うできたと思います。しかし、今は男性で80歳を超え、女性ではもうすぐ90歳に届くような時代です。健康だと過信して歯を酷使すると、思わぬ結果になりかねません。永く健康な自分の歯で食べ続けるためには、虫歯や、歯周病だけでなく、咬み合わせも管理をして、気を配る必要があるのです。

咬み合わせ異常がないと扱われる不思議

咬み合わせに異常を感じるのに、なかなか取り合ってもらえない、いつも問題ないと指摘されたり、原因不明と診断されて一向に改善する糸口が見つからないと、困っている方がいます。咬み合わせを診査する機器はいくつもあります。多くの場合はいろいろな装置で、咬み合わせの問題をある程度確認できます。しかし、それでも異常を感ずる原因が探れないと、問題ないと診断されてしまうことがあります。いったいどういうことなのでしょうか。

口の感覚は特に鋭敏です。全身の中でも、手と口の周りは大変敏感にできていますが、体の中で一番敏感なのは歯と言われています。歯の感覚はとても繊細で、わずか20ミクロン（1ミクロンは1000分の1㎜）の違いを感知できます。この鋭敏な感覚を持ち、複雑な動きをする顎の運動と咬み合わせを忠実に分析するのは、いまだ完成の域に達していません。

これは、脳の構造を見てもわかります。脳の中で全身の感覚を司るのは、大脳皮質にあります。その大脳皮質での口と口周辺の感覚を司る面積は、手よりも広く、約40％と言われています。それほどの面積を占める（脳神経がたくさん関係している）ということからも、繊細な感覚を持つ場所なのです。

実際の治療でも口の中の正確な感覚を、大切な情報として生かしています。補綴物の歯のふくらみが少しでも変わると違いを感じるほど敏感です。このわずかな違いは、計測できますが、標準的な問題のない歯の形でも、違和感を感じる人はいます。その人の、歯列や唇、頬、舌、更には顎の筋肉に調和した形がそれぞれあるのです。その調和を乱すものが口の中に存在すると異物感を感じるのです。標準の範囲の形からそれていなければ問題ないという発想では、その人個人の体と調和する咬み合わせを設計することは出来ないのです。

歯科界での咬合治療に対する傾向

最近の医学は、厳密な医学的根拠に基づいた治療に徹するという原則があります。確かに少し前までは、民間療法的な治療効果の不確かな医療が存在していたのも事実です。そうした世界的な医学界の反省から、現在ではそのような原則になっています。一方、咬み合わせ不良の病態はいろいろな要素が絡み合い、異常な感覚と様々な症状を呈するために、事は複雑です。あまりにも多くの要素が関係するので、確実な統計や実験をして、正確な治療と効果の関係の方程式を作るまでには現在至っていません。しかし、いずれは歯科界の英知を結集し、解明されると思います。

現在、咬合治療に関して専門性を標榜する大学病院などの大きな医療機関では、以前に比べ消極的な対応が目立ってくるようになりました。人間のかけがえのない体ですから、治療の確実性を求めるのは当然ですが咬み合わせに関してあまりにも失敗を恐れるあまり、明らかに問題があるものでも、医学的根拠に乏しいという理由で手を付けないと思われるケースに出くわします。例えば、咬み合わせに問題があっても、患者さんの訴える症状と関係がないと判断されてしまい、精神的な問題として扱われ心療内科で薬を処方されているケースが良くあるのです。

先日、大学の研究者を中心とした、咬み合わせの発表がありました。長年、咬合治療を行ってきたベテランの先生も、大学の方針として最近は積極的な治療を控えるような指導になったと語っていました。確かに、咬合治療は、標準的な形態に近づけることを念頭に置きますが、更にその人の咬み合わせがどういう形であれば、永く健康な状態で過ごせるのかを重きに考えます。多くの歯科医師が診察して問題はないと言われた患者さんが異常を訴えることがあります。しかし、よくよく異常と感じる具体的な話を聞き、よく調べると、これが関係しているのか、と見えてくることがあります。患者さんの訴えには根拠があります。そう感じるには原因があります。それを、全人的視点で徹底的に探ることにより、その人にふさわしい咬み合わせを提供できるのだと思います。

5 体と心が快調・健康になる理由

―実例でより深く咬合を考える―

肩コリと腰痛を伴う、咬み合わせ不良例（Kさん　56歳男性　群馬県）

当院を訪れたKさんは、左奥歯がなく咬み合わせに不自由していました。Kさんは会社の経営者で、恰幅の良い、人当たりの良さそうな表情が第一印象でした。そのにこやかな表情のKさんの顔貌を観察すると、下顎が左にずれていました。せっかくの紳士顔も、もったいなく思います。Kさんは左の歯を失ってから、どうも力が出ないと感じていたそうです。さらに問診を進めると、左の肩コリ、左の腰痛、左膝の痛みがあるとのことでした。他にも関係あるかどうかわからないが耳鳴りもあるとのことでした。また左の奥歯がないため、右と前歯に負担がかかり、歯周病も併発していました。左上の歯を失い、顎のずれと歯並びの乱れもあるので、歯のない部分にインプラント治療を組み入れ、歯並びを治すために歯列矯正を取り入れた咬合治療を進めることにしました。

治療開始前に、咬み合わせによる顎のずれを補正することで体に変化が生じるかを確認するバイトトライを行いました。その結果、先に訴えていた肩コリ、左膝の痛み、左の腰痛に改善傾向が見られ、Kさんも大変驚かれました。

次々に問題を引き起こす、咬み合わせ不良

咬み合わせが悪いまま放置すると、様々な問題が起きます。咬み合わせが悪いということは、噛む力のバランスが取れていないのです。

歯にはそれぞれ、前歯、小臼歯、大臼歯と言うように、それぞれに役割を持ち、正しい形と位置がありますす。その形が崩れているのが、咬み合わせ不良なのです。まず、力のかかりすぎる歯がダメになります。その原因として歯にヒビが入ったり、割れたり、歯の神経が死んでしまったり、歯を支える骨が炎症を起こしてしまったりと、良いことはありません。こうして弱った歯を放置すると、そのうちに抜けてきます。また、弱った歯をかばおうとしたり、歯を失った部分を補うために更にほかの歯に負担が生じます。

Kさんもこのようなストーリーの真っただ中にあったといえます。すでに左の歯が無いのですが、歯並びから見て初めに左の歯に一番の負担があったため、まず左の歯を失ったものと考えられます。その後は、咀嚼できる部分で噛むため、残った右奥歯と前歯に歯周病という形で歯を支える顎の骨（歯槽骨）が悲鳴をあげていたのです。

しかし、Kさんは歯周病治療をしっかり行い、歯列矯正とインプラント治療で、正しい咬み合わせを獲得しました。その結果、よく噛めるばかりでなく、歯周病により減少していた歯槽骨が回復しました。もちろん、左を中心に訴えていた、肩コリや腰、膝の痛みも日常生活で気にならなくなったそうです。また、耳鳴りも軽減したと驚いていました。肩コリや腰、膝の痛みは咬み合わせ不良により、全身の筋肉と重心バランスが崩れていたために起こっていたと考えら

れます。

また、歯は噛んだときの顎を支えているため、歯を失うと、噛む度に咀嚼筋の力で、下顎が頭の方に押し上げられます。しかも、顎の関節は耳のすぐそばにあるので、下顎が筋肉により上方向に押し込まれる度に、顎関節も同時に押し込まれ、すぐそばの耳の周りの骨にまで圧迫する力が及んでしまいます。実際に耳の穴に指を差し込んで、顎を動かしてみて下さい。指に顎の関節が動く様子がよく伝わると思います。咬み合わせが悪いと異常な力が原因でデリケートな耳の仕組みに歪みが生じると考えられます。その結果、咬み合わせ不良が原因で耳鳴りなどの耳の症状が起こると考えられます。

Kさんの日常における症状の変化はそれ以外にもいろいろありました。Kさんは大変ゴルフ好きで、咬み合わせを治してから、ゴルフのスコアが良くなったとのことでした。また、仕事での取引先との会食などで、臆せず何でも食べられ、食が進み、ますます元気になるばかりか、同年代の経営者仲間に羨ましがられるとのことでした。表情も以前にも増してにこやかになり、顎のずれも改善されたのでより一層そう感じさせられるのでしょう。まさに咬合治療は、生活の質を向上させる治療なのです。

咬合不良がもたらす不定愁訴（Hさん　36歳女性　長野県）

Hさんは、歯列矯正をしてから全身の不調がひどくなったと訴え、当院に来院されました。Hさんの訴えでは、さらに矯正治療後の歯並びを安定させるために歯列にはめるリテーナーという装置をつけると、一層全身症状が悪化するとのことでした。表情はやつれ、目は空を見つめているようでした。こちらの質問の返答にも時間がかかり、魂が抜けたような第一印象でした。不定愁訴は多岐にわたっていました。

左の肩コリ／こめかみ頭痛／左後ろの首コリ／左の腕の張り／左耳が塞がれる感じ／左目の疲れ、開けづらい／緊張すると手足がしびれ過呼吸になる／不眠／食事がしづらい／左顎痛／顎が不安定／歩きづらい

これらの症状は患者さんの申告の表現をそのまま気になる順に挙げて頂いたもので、歯列矯正を始めてから発症したり進行したものです。症状も、はじめは顎の違和感や顔の周辺の症状から始まり、次第に全身へと波及し多くの症状を抱えるようになったそうです。身体的な症状が大変なストレスとなり、不安感も募り精神的にも異常をきたしてきたということです。

Hさんの口腔内を見ると咬み合わせに多くの問題がありました。まず機能を考慮に入れず歯列矯正により歯を並べてあるため、歯の向きが内向きでしかも歯の本数も少ないため、口の中の空間が狭くなっていました。これでは舌の置き場が不足し、それにより舌が後方に移動してしまうため、呼吸が苦しくなりやすい歯列形態でした。しかも咬合高径（上下の顎の距離・咬み合わせが支える高さで決まる）が不足しているので一層、舌の空間がありません。やはり、普段から息苦しさを感じていて、不眠の原因の一つだと訴えていました。更に、咬み合わせを良く調べると、奥歯はまったく上下の歯が接触することができず、宙に浮いたような状態でした。これでは、顎の位置が定まらないのも当然です。

加えて、Hさんの歯列は左に傾いているので顎全体が左に傾いていました。食べる度に顎が左に傾くため、顎が安定せず顎関節も痛みを伴っていました。また、問診のとおり左の顎の痛みや左耳が塞がれた感じがするのも咬合不良の関連を疑う状態でした。

また、噛む力を受け止める奥歯が噛んでも、前歯が邪魔して接触できないため、十分な力で食いしばれません。そのような状態が長く続いたためか、噛む力が極端に弱くなって、最初の状態は空気を噛んでいるような状態でした。

Hさんの咬み合わせの問題点を簡潔にまとめると以下のようになります。

1．奥歯が噛んでいないため咬合高径不足
2．歯が全体に内向きで歯列が狭い
3．下顎が左へ偏位している
4．噛む力が極端に低下

文字で書けばこれだけのように思われるかもしれません。しかし、咬み合わせの基本的な機能がなく、苦しくなるのは当然と言っても過言ではありません。

このような顎のずれを含む口腔内の影響が姿勢にも現れていました。上半身が左に傾き、左に倒れていきそうな姿勢でした。日常生活も、歩くのもつらく、何をするにもすぐに疲れてしまうとのことでした。

Hさんの場合も、咬み合わせの試験（バイトトライ）を行い、治療効果が一定以上確認できたので、咬合治療を始めることになりました。治療開始前に採取した口腔内の模型などの資料を基に、理想に近いと思われる位置に顎を誘導するスプリントを作成し装着してもらいました。ここで最初に目標となるのは、顎のずれを修正して正しい位置に安定させることです。一般に、長期にずれていた場合は、治療効果がゆっくりと効いてくることが多いのです。Hさんの場合も、咬合不良により長期間顎がずれた位置に強制的に、誘導されているため、顎の筋肉や関節が悪い位置に適応してしまっていました。

しかし、スプリント治療を始めてから2週間ほどで治療効果は出始めました。顎の位置が定まり体の重心にも変化が現れ歩行が以前より楽になって、夜の眠りも深くなり、ぐっすり眠れるようになったとのことでした。その他にも、首や肩も少し楽になり、以前は持てなかった重い物も持てるようになった、と話してくれました。このような症状の改善は、少しずつ進展していきます。しかし、その過程の中で姿勢の変化や今まで使っていなかった筋肉などへの反応として、それまでとは異なった部位に痛みが出ることがあります。このような変化は誰にでも見られることで、しばらくすると症状はなくなっていきます。

しかし、ここで少し困ったことが起きました。ある程度いろいろな症状の改善が見られたあとそれ以上の更なる改善が見られず、なかなか次の治療の段階に進めなくなりました。最初に申告があった全身的な症状の程度が3割から4割改善して止まってしまったのです。これは、長期間顎がずれた位置にあり、顎の筋肉が衰えているときに見られます。

Hさんは、最初の条件を考えれば、治療開始から初期の改善のスピードは良かったと思います。しかし、スプリントを使った顎の誘導は、噛む力を利用して顎の周囲の組織を良い位置で安定させ、筋肉を適応させるのが治療効果が出る原理の一つです。したがって、顎の位置が長期にずれていると、ずれた位置での偏った筋肉の使い方となっていて、さらに顎関節も顎の誘導にすぐには適応できなくなっています。

Hさんもある程度は理想の位置に近づけることができたのですが、さらに良い位置へ誘導することが難しくなってきたのです。しかも、顎の周りの筋肉も衰えているので、なおさらです。このような咬合治療は、リハビリ訓練のようなものです。つまり、スプリントはリハビリ装置と言っても良いでしょう。実際この時期は、患者さんを励ましながら治療へのモチベーションを維持するのが大切になります。しかし、この忍耐の必要とする時期を過ぎると、顎の周りの筋力が次第に回復し、また顎関節をふくむ顎の周りの組織の柔軟性も出てきて、治療が進行するようになります。

スプリントと歯列矯正の組み合わせ

少し時間が必要でしたが、Hさんも顎の位置と症状の改善が確認できたので次の段階に進むことができました。実際にはスプリントで顎の位置が良くなったといっても歯列が小さく歯が内向きなので、それを矯正で改善しないことには更に良い位置には誘導できません。

Hさんの場合は、下の顎が後方に引っ込んでいたので、その状態を改善するために下の歯列にスプリントを装着するタイプとしました。また、上の歯が内向きで歯列が狭いとそれ以上顎が前方へ誘導できないので、まず上の顎に矯正装置を取り付け、歯列と歯の傾きを改善することにしました。治療法の一つに、スプリントをしてからあまり期間を開けずに同時並行で歯列矯正も行う方法があります。しかし、この方法だと、短期間に2種類の装置が口の中に入ることになり、心身ともに疲弊した患者さんには大変なストレスとなるため、変化に適応させながら一歩一歩着実に進むほうが早道と言えます。

特にHさんの場合の様に、噛む力が弱い場合には、矯正により歯が移動する変化にうまく対応できません。つまり、矯正で少しずつ移動させれば、顎の位置も少なからず影響を受けます。安定させたい顎の位置は、スプリントと顎の筋肉である程度保持されるのですが、筋力が不足していると、ずるずると歯の移動に負けてしまい、スプリントの力だけでは良い位置に顎を安定させることは大変なのです。

これまでの治療によりHさんもある程度の筋力の回復が見られたため、ここからは矯正装置も併用して行うことにしました。しかし、事前に治療の変化についていけない場合は、いったん、矯正による歯の移動を休めて、スプリントのみで一時的に安定させ、再度、症状の回復が確認できたら矯正を再開するとお伝えしました。実際の治療も、矯正による歯の移動の初期の段階では数回お休みすることはありましたが、だんだんと適応力がついてきたため次第に治療のスピードも上がってきました。

この様な状態まで来たら、後は無理なく山を登るように一つ一つ確実に目標に向かって進めていきます。続いて、下の歯列にも矯正装置を装着し、上顎の歯と同じように内側に倒れているのを改善していきました。そうして最後に、歯列矯正だけでは補えない上下の歯列のギャップは、補綴物により改善して治療のゴールとなります。Hさんの場合は特に上下的な咬み合わせの高さ（咬合高径）が足りず、それを歯の移動だけでは歯に負担がかかりすぎるため、下の奥歯を中心に補綴物で安定させました。

咬合重症例の勘どころ

Hさんの様に、長い間、咬み合わせ不良で苦しんでいた方の心身は、悪化する方向に重いはずみ車が回っているようなものです。この悪い方向に回った回転を徐々に止め、回復方向へと歯車を回転させていくのが治療のイメージです。回転方向の間違った歯車を止めるのは、容易ではありません。しかし、まずはここが一番の勝負どころです。悪化する方向への兆候が止まれば、あとは回復方向へ、ゆっくりとペースを上げるように変化が見られます。

年齢の若い方や、顎のずれている程度が重度でなく、また期間が長くない方は比較的短期間に症状が好転しますが、そうでない方は、好転させるまでが大変なのです。そこは忍耐強く励ましながら、治療を進めていきます。特に、心身ともに疲弊している方は家に引きこもりがちだったり、生活パターンが悪い形で固定してしまっていることがほとんどです。それでは、なかなか弱った筋力や偏った姿勢は改善されません。そこで、治療を始めてからは、できることから体を動かすように指導します。

しかし、いきなり運動してくださいと言っても、できるものではありません。まずは身の回りの家事や手伝い、掃除に部屋の整理など、身近なところで体を使い心身をほぐす様にお願いします。そうして、ある程度改善が見られたら、近所の散歩や買い物を積極的にしてもらうように話します。また、職場と家との単調な生活スタイルであれば、いつもの経路を変えてみたり、ウィンドウショッピングなどで、負担を感じない工夫をして徐々に体の基礎的な能力を回復するよう指導します。特に歩くのは重要で、咬合治療は顎と体の歪みの改善が大切なため、立位で左右均等に体を動かす歩行は、姿勢の改善に欠かせません。こうして、治療と生活習慣の改善と相まって、患者さんの体の正しい姿勢と治る力が導き出され、口腔内だけでなく全身の健康が回復していくのです。

Hさんの咬み合わせ不良と全身症状を振り返ると、いろいろなことがわかります。

咬み合わせ不良によるストレスは一般に想像されているよりも強く、かつ持続的なので、患者さんにとって逃れられない苦痛になります。しかし、このような全身に及ぶ症状は、周囲からなかなか理解されずに、全身的な症状と相まって本人にとって精神的にも大変つらい状態になってしまいます。

咬合不良と症状の関連

咬み合わせの不良は、文字通り歯の咬み合わせの不良が原因で発症するのですが、それが顎のずれを引き起こし、まず顔、首、肩の筋肉の緊張を引き起こします。同時に頭の重心がずれて、全身の姿勢がみだれ、広範囲で異常をきたすのです。

Hさんの例も参考に、咬合不良による全身症状との典型的な関連を示します。

○頭部にみられる症状

・顎のずれ（歯列不正含む）によるもの

①顎関節の異常

②頭部の筋肉の痛み、顔面痛、頭痛

③呼吸の効率低下、頭痛、不眠

○全身にみられる症状（顎のずれにより体の重心が変化することで変化が現れる）

・筋肉の緊張によるもの

①筋肉のコリ→肩コリ、首コリ、腰痛など

②血管の圧迫による血流低下→冷え

③神経の圧迫→自律神経失調、四肢のしびれ、耳の症状等

・姿勢の歪みによるもの

①血管の圧迫→冷え

②神経の圧迫→自律神経失調、四肢のしびれ

③重心の異常→腰、股関節、膝の痛み等

＊これらの症状が複合して、持続的なストレスとなり、精神的症状を併発する。

咬合不良による原因と症状の関連をまとめると以上の様に考えられます。また症状の発生の順序としては、やはり頭部の症状が比較的初期に出やすく、次いで全身における筋肉の緊張によるもの、姿勢の歪みの影響によるもの、という順が考えられます。

この関連のまとめは、複雑な咬合治療における症状の関係をわかりやすく簡略化したものです。しかし、実際は、咬合治療をする過程の中で、様々な症状の変化を患者さんは訴えます。すべての患者さんが訴える症状を、咬み合わせと関連しているかを証明していくことは大変難しいと思います。また、咬み合わせ不良により、どのような症状がどの程度出現するかも、一定しているわけではありません。比較的言えることは、ある程度の咬み合わせのずれがある場合に、もともとの全身の筋肉の緊張が強すぎたり、弱すぎたりすると、症状は重くなる傾向があります。また、生活習慣のパターンの幅が狭く、ハードワークだったり、一定の環境下で長時間過ごしている方に、症状は強く出る傾向にあります。

これらのことを踏まえると、ある程度咬み合わせ治療により身体症状を改善するやり方と方向性が見えてくると思います。つまり、今まで解説したように、咬み合わせを整えながら、体に適度な刺激を与え、生活の中では過度のストレスを避けることです。6章で詳しく解説しますが、大筋はこのようなことです。

肩コリ、頭痛、腰痛のすべてが、咬み合わせで治ることはありませんが、一般に想像されている以上に関連があることは明らかです。体はすべて繋がっています。体の一部のバランスが崩れると、それを補うために他が無理をします。その状態が長年続くと、影響が広範囲にわたり、元に戻るのには大変な時間と労力を要します。しかも悪い影響は体の身体的な影響だけでなく、精神にまで影響を及ぼしてしまいます。咬み合わせで悩んでいるが周囲になかなか理解されないと思っている方や、咬み合わせで悩む身近な方がいる人には、ぜひ、この現状を理解してもらうために、本書を利用してもらえればと思います。

6 咬み合わせで悩まない、後悔しないために

食生活で変わる咬み合わせ

これまで解説してきた咬み合わせ不良の重大さと咬合治療の大変さは、できれば誰も体験したくないと思います。それならば、やはり悪くならないための予防が第一ということになります。予防は、治療の期間も費用もかからず、自分の歯で健康に永く過ごせるので、誰もが実践してほしいと思います。ここでは予防の観点から、咬み合わせに関する食生活と運動に絞って考えていきたいと思います。

食と咬み合わせに密接な関係があることは、最近の色々な情報で耳にします。また食育という観点からも見直されています。しかし、咬み合わせに関して〝よく噛みましょう〟ばかりで、もう少し踏み込んだ実践法が出てきていません。そこで、咬み合わせに良い食生活のポイントについて、簡単にまとめましたので、食育の観点からもぜひ実践されることをお勧めします。

咬み合わせに良い食生活のポイントとは

①薄味で素材を生かす

薄味の方が、すぐ飲み込まず咀嚼する

②料理は、食感を楽しめるよう加熱しすぎない

加熱しすぎると柔らかくなり、素材の持ち味も薄

くなる

③ながら食事、早食いはしない

テレビや本、スマホなど、ながら食事は早食いの原因

④一口を小さく小分けにし、噛む回数を増やす

「箸先五分、長くて一寸」というように見た目も美しい

⑤迷ったら日本食

味付けは薄味で、旬の物を取り入れて玄米や分搗米が良い

食事は毎日のことですので、継続が大切です。あまり、無理せずに、徐々に慣らすのが良いと思います。もし食材にも工夫できるなら、ぜひ小魚や海藻、大豆などを積極的に取り入れて下さい。まずは長続きさせるために、今のスタイルに一工夫が良いと思います。

そのためには、初めは硬いものを意識しすぎるよりも、ゆっくり食べ、噛む回数を増やすことを念頭においてはいかがでしょうか。また、季節の旬のものを食べると、薄味でもおいしく食べられます。そうなると、素材の味を楽しむようになり、だんだんと今までの食事の味付けが濃いように感じてくると思います。この様な意識を家族みんなで共有できると、食卓がより楽しくなり長続きして、より健康になります。

しかし、献立を考えるときにいろいろ迷うと思います。そのようなときは、日本食をまず考えてみたら良いと思います。しかし、日本食がすべて良く、洋食がダメというわけではありません。伝統的な食文化を持つ海外の料理は、日本食と同等に良いのではと思います。ただ、現在の日本で食べる外国料理は、アレンジされている部分も多いので、日本人の咬み合わせや胃腸にも合った日本食が良いと思います。

ガムの過信は逆効果

よく噛むことはもちろん大切ですが、度を過ぎれば問題になります。例えばガムは噛むことで唾液の分泌を促進し、脳に刺激を与える効果も期待できます。しかし、ガムは飲み込まないので、一つを20～30分も噛んでいる人も多いのではないかと思います。

食事のときには、口にいろいろな食品が入るので、噛むパターンもそれに応じて微妙に変えています。つまり、食事のときの咀嚼は食材に応じて顎の筋肉も使い分け、顎の関節も様々な動きをしているのです。しかも食塊が粉砕されれば飲み込みますので、いったん筋肉と顎の関節は休まり飲み込んでから次の咀嚼の準備に入ります。

一方、ガムを噛んでいるときは、ほぼ一定の動きをするのみで、食事のときよりも長時間連続して顎を動かすことが多いのです。したがって、顎の筋肉と関節に負担がかかりやすいので、顎の関節にトラブルを抱えやすいのです。また、ガムは嗜好性のある味付けがなされているので習慣化しやすく、食の傾向も加工食品の味覚に好みが傾いてしまうのではないかと心配されます。このように、ガムは手早く咀嚼の効果を得ることができますが、あまり過信すると問題点もあることを記憶にとどめて頂けたらと思います。

酸性食品に注意

歯は、体の中で一番固い組織ですが、酸に対しては溶けてしまいます。一番、身近な例は虫歯です。虫歯は、口の中に残った食べかすを菌が分解するときに酸を出すことで起こります。つまり、酸により歯に穴が空くのが虫歯です。そこで、気を付けたいのが酸性の食品です。酸性の食品を、寝る前や、定期的に過剰に摂取したりすると、歯が少しずつ溶けてしまいます。

一般的な量であれば歯の溶ける程度は極々わずかなので、唾液に含まれるカルシウムなどの成分がすぐに歯を補修してくれます。しかし、寝る前に酸性食品を摂ると、その後の寝ているときに唾液の量が極端に減るので歯の修復ができません。また、過剰な摂取も唾液の修復能力を超えてしまうため、歯が溶けてしまいます。更に溶けている途中の歯は、硬さが低下しているため、歯の摩耗が早く進みます。

健康に関心が高い方の中で、よくお酢を飲んだり、柑橘類を食べ、硬いものが大好きな方は問題です。歯がどんどん摩耗していき、歯が小さくなっていくのです。酸性の強い食品としては、コーラ、柑橘類、ワイン、食酢などがあります。コーラは糖分も多く、歯の大敵なので論外ですが、ワインも赤白ともに酸性度が強くまた夜飲むことが多いと思いますので、注意が必要です。

運動と咬み合わせ

激しく体が衝突するスポーツではマウスピースを装着しているのをご存知だと思います。ラグビーやアメフト、ボクシングなどです。このときのマウスピースは、顎や口に衝撃を受けたときに、歯や、顎を守る役目があります。また、競技中に瞬間的に噛み締めることが多いので、顎の位置を安定させてしっかり食いしばれる効果もあります。

最近ではほかのスポーツでも咬み合わせを治して、競技成績を向上させるケースが目立ちます。激しいボディーコンタクトのあるスポーツはマウスピースで顎の力をしっかり受け止めるようにするのですが、それ以外では、歯列矯正や咬合治療を受けているケースもあります。スポーツの上での姿勢の制御は重要で、頭と全身のバランスが大切です。その頭の重心は咬み合わせと顎の位置に大きく影響を受けるので、注目されているのです。また、最大限の筋力を発揮するためにも、良い咬み合わせの方が有利であるのは解明されています。最近では成績向上のための改善点として咬み合わせに着目することは当たり前になっています。

運動により影響を受ける咬み合わせ

咬み合わせでスポーツの成績が左右されるのと同時にスポーツによって咬み合わせも影響を受けます。2章で解説したように、偏った姿勢が続くスポーツでは、顎の位置が影響を受けてしまいます。ほかにも、有名な野球選手で特に長距離バッターは奥歯がかなり摩耗したり、割れたり欠けたりしていることが多いのです。これは、打つときの瞬発的な力を発揮するのに奥歯を噛み締めているからです。でも他にも、もっと身近なスポーツでも同じようなことが起こっています。

ゴルフは咬み合わせの天敵か

ゴルフをしている方の傾向として奥歯に問題を抱えているケースが多いのです。歯が欠けたり、割れたり、はたまた歯を失ったのでインプラントを希望されたりという方がいらっしゃいます。特に問題が多いのが左の奥歯です。おそらく、ドライバーなどで打つときに噛み締めているものと思われます。

歯は人間の体で一番固い場所ですが、絶えず強い力を受けていると細かいヒビが入ります。この細かいヒビがもととなり、摩耗が進行したり虫歯の原因になります。なぜ、虫歯になるかというと、食べ物の一部が水分に溶け込み、細かいヒビに染み込んでいきます。それにより、比較的しっかり歯磨きをするような人でも、歯の中の方まで知らないうちに虫歯になってしまうのです。

もちろん、細かいヒビが蓄積して、歯が割れたり欠けたりすることもあります。それ以外にも、過度の力は歯を支える歯槽骨と呼ばれる骨に負担を強いるので、炎症を起こしてしまいます。この炎症が続くと、歯槽骨が溶けて歯周病となり、歯が揺れてきて、最後には抜けてしまうのです。

ですから、スポーツ時の食いしばりのリスクを理解していただき咬み合わせを治すと、姿勢が安定してゴルフの成績が上がったと口をそろえておっしゃいます。

コーラスは顎を痛める

最近中高年を中心に流行を見せるコーラスは、ストレスを発散し、また、呼吸を鍛える意味でも健康的だと思います。一人で歌うのも良いですが仲間で歌う楽しみは格別だと思います。しかし、咬み合わせを考えた場合、注意が必要です。

発声のために長時間、顎を酷使すると、咬み合わせが合わなくなったり、顎の関節を痛めることがあります。似たような例として過去に、何人かの人気女性歌手が顎が痛くなりコンサートツアーが中止になったこともあります。特に顎が小さく小顔で美人とされる人に多いと思われます。音階を正確に出したりビブラートを美しくかけるには、顎の筋肉を細かく制御する必要があります。もしそれが、練習や発表会などで長時間に及ぶ場合は、注意が必要です。

日中の姿勢に注意

日中の長時間同じ姿勢も咬み合わせに影響します。例えば、長時間のデスクワークでパソコンに向かっているとか、長時間電話で対応しているなどです。このとき、机の上の機器などの配置の影響でいつも頭が一方向に向いていたり、傾いていては問題です。次第に姿勢が歪み、顎のずれも起きてきます。対策としては、姿勢が乱れないように、机の上の配置の工夫や、一定時間後のストレッチが効果的と言えます。

また、よく重い荷物を持つ人も注意が必要です。重い荷物をいつも決まった体の片側で持つことにより、立ったままバランスを崩さないように、人間は必ず反対側に体を傾ける癖がついてしまいます。これも、姿勢の固定化を生み、顎のずれの原因になるのです。重い物を肩に下げるのも要注意です。できれば、左右対称もしくは交互に持つのが良いでしょう。

仕事中の噛み締めに注目

仕事や家事をしているときに、上下の歯が噛んで接触していることがあるようなら要注意です。噛み締めているのならなおさらですが、上下の歯が接触しているだけでも、顎の筋肉は想像以上に緊張しているのです。その状態をＴＣＨ〝Tooth Contacting Habit〟（歯列接触癖）と呼びます。

集中しているときや、性格が几帳面な方に多く、長時間の緊張状態が続くので、頭痛や肩コリの原因になるのです。歯が噛んでいる一日の咬合接触時間は正常な方で約20分といわれています。それ以上の歯の接触（噛み締め等）は顎と周りの筋肉に負担になると考えてもらえれば良いと思います。実際には、普段の顎の位置は安静位と呼ばれる位置が理想です。

安静位とは、唇は閉じて、上下の歯は２～３㎜程度離していて、咬み合わせていない状態です。そのときの舌のポジションも重要で、舌の先が上の前歯の裏側に軽く触れるか触れないかぐらいが良く、顎がリラックスした状態が理想です。

良い咬み合わせで前向き人生

これまで、咬合異常がもたらす、肩コリ首コリから様々な全身の症状までを解説し、治療法や予防について触れてきました。これらの問題の一つは、歯列の形態の問題から発生するものです。一方、咬む動作自体が関係して症状を発生するものとして、顎の使い方がありました。これまで述べてきたような、噛み締めや食いしばり、歯列接触癖などがそうです。こういった、顎に対する異常な負荷は、歯列不正があると、更に症状が悪化します。

しかし、正しい咬み合わせであっても、顎に負担を強いるような使い方であれば症状は出るのです。ぜひこの点にも注意が必要です。これまで解説してきたように、咬み合わせに関する症状の原因となる事柄は多岐にわたります。

もちろん、実際には一つの原因であることは珍しく、問題が複合的になっていることが多いのです。こういった状況が咬み合わせ治療を難しくしている原因だと思います。しかし、咬み合わせの異常を感じ、同時にいろいろな症状も抱えているのなら、諦めずに、咬み合わせの改善を図るべきです。食べて、飲んで、歌って、話して質の高い人生を送るためには、離れられないストレスのもとである〝咬合不良〟から解放されることです。

現に、咬合不良を改善し、新しい習い事を始めたり、前向きに人生を再スタートさせた人が大勢います。ぜひ、咬み合わせ不良に悩んでいても、必ず改善すると希望をもって諦めないことを強く願います。

あとがき

咬み合わせの異常は、正しい食生活と適度な運動があれば起きにくい病気です。かつては質素な食事と労働により、咬合治療を必要とする患者さんはそれほど多いものではありませんでした。その視点で見れば咬合不良はまさしく現代病と言えます。

しかし、歯科界での咬合治療に対する見解は混沌としています。歯科の学会は細かく専門分野に分かれ、それぞれ学会がありますが、積極的に咬合の未解明の部分を探求する学会もあれば、そうでない学会もあります。また治療法についても様々な議論がなされているところです。それは、咬み合わせに悩む患者さんにとっては大変困った状況であると思います。しかし、こうなる原因として一つは、咬み合わせ不良の問題は多くの因子によって起こるため、分類が難しく、それに伴う治療法も様々で多くの議論があるためです。

もう一つは、口腔の感覚は大変敏感なため、違う術者が一見同じような治療を行っても、微妙な差が生まれるため、鋭敏な感覚の口腔内では異なった結果を生んでしまうことです。その結果としていろいろな治療法が正確には評価されていないと考えます。しかし、一方では問題を克服しながら咬み合わせの不思議は徐々に解明されているのです。その解明の速度を上げるには人間全体を診る全人的視点が不可欠だと思います。

咬合治療について、さらに疑問が湧き詳しく知りたい方は、拙著『咬み合わせ不良の予防と治療』（農文協）をご参照いただければ幸いです。最後に、本書を執筆するにあたり、詳細なご指導いただいた丸橋賢先生、丸橋裕子先生、並びに、子細に渡り助言を頂いた青木博之先生、辻本仁志先生、海老澤博先生、また、刊行にご協力いただいた農文協の皆様方にこの場をお借りして心から感謝申し上げます。

亀井　琢正（かめい　たくまさ）
1971年、東京都生まれ。
東北大学歯学部卒業。歯科医師。全人歯科医学研究所理事長。丸橋全人歯科副理事長。日本全身咬合学会認定指導医、日本顎咬合学会認定医。日本臨床歯内療法学会、日本口腔インプラント学会会員。国際インプラント学会認定医。
著書に「咬み合わせ不良の予防と治療」農文協刊がある。

歯科は新しい時代に入った
全人歯科医学研究所が贈る、歯の宝石箱シリーズ③
頭痛、肩コリ、腰痛を咬み合わせで治す！
2017年3月1日第1刷発行
著者―――――――――――――亀井　琢正
企画・発行――――――――――全人歯科医学研究所（丸橋全人歯科内）
〒370-0841　群馬県高崎市栄町21－1
☎ 027-322-0845
発売―――――――――――――一般社団法人 農山漁村文化協会
〒107-8668　東京都港区赤坂7-6-1
☎ 03-3585-1141（営業）
☎ 03-3585-1145（編集）
FAX 03-3589-1387
URL http://www.ruralnet.or.jp/

ISBN978-4-540-17125-3〈検印廃止〉

編集製作　㈱農文協プロダクション
印刷・製本　協和オフセット印刷株式会社